U0070813

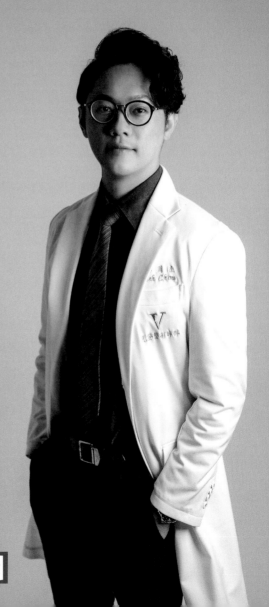

THANK YOU

感謝大家指導與照顧

很高興終於出版了自己的第一本醫學美容書籍

希望本書能讓大家對「美力」有更多認識

在此也要向台灣辛苦的醫療人員致意

及感謝眾多師長及前輩們的指導

當然更要謝謝親友們的支持與鼓勵

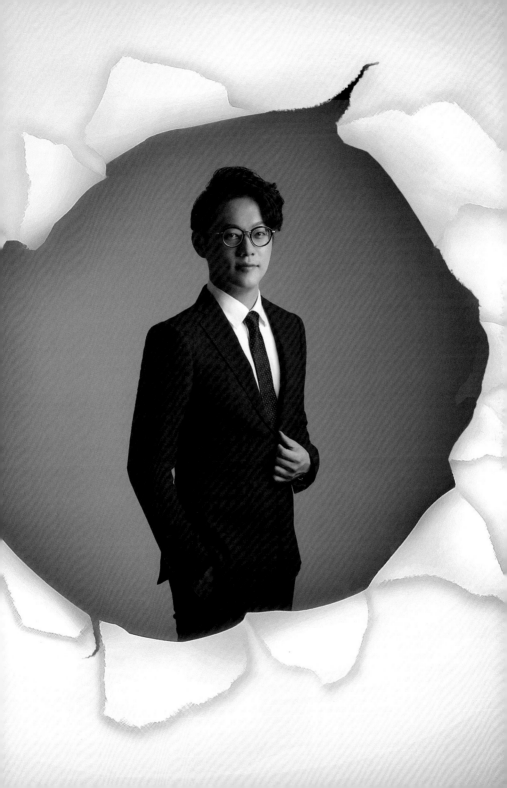

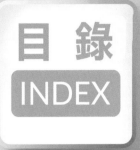

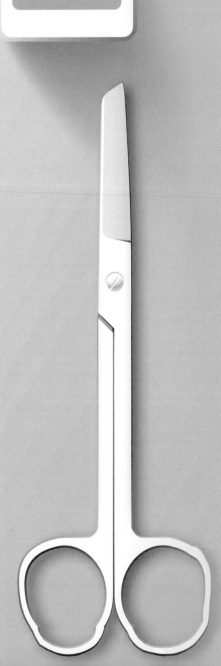

感謝推薦

我的醫學之路　整形外科之初

自體脂肪抽脂　曲線美體移植

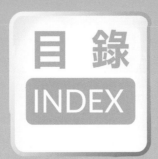

目 錄
INDEX

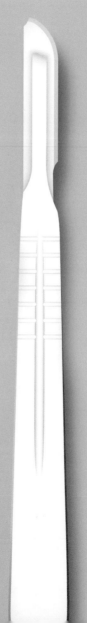

自體脂肪隆乳 健康美麗出爐

眼袋精巧整型 眼神更顯風情

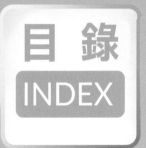

目 錄
INDEX

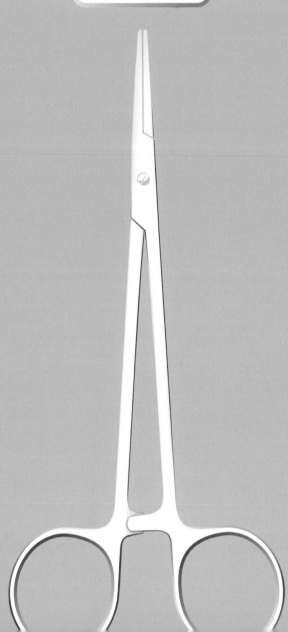

推薦序 - 林才民

（醫學博士、林才民整形外科診所院長）

很高興接到周杰醫師的邀請，為他的新書《杰出的醫手》寫推薦序，這才驚覺我已經認識這位可愛又調皮的小男孩快三十年。

1993 年，我的「師父」周治剛醫師，也就是周杰的父親，帶著九歲的周杰參加當時的高醫外科員工旅遊，初次見面便見識到他的活潑好動，那時擔任總醫師的我負責安排所有行程，他熱心的全程主動協助發放茶水、便當和集合點人數，甚至補空檔唱遊覽車上的卡拉 OK，便希望這位貼心熱忱又聰明的孩子未來也能成為一位外科醫師。

2003 年，周杰要考大學醫學系的前夕，為了穩定軍心舒緩壓力，我請他吃了韓國烤肉晚餐給予鼓勵，後來他如願考上了醫學系，並進入高醫外科和接受整形外科訓練並考過專科升任主治醫師，這些年來他的努力用心和持續奮鬥，令人刮目相看。

歲月如梭，周杰如今已經是一位身經百戰，經歷豐富的整形外科專科醫師了！恭喜周杰！

整形外科中的美容手術，是一項極為困難且不容易獲得高滿意度的手術，從術前的溝通諮詢、術中的技術展現

到術後的照顧和心理支持，都需要和民眾高度的討論和配合。在周杰的這本書中娓娓道來許多寶貴知識，有助於增進民眾的美容整形醫學知識及促進醫病良好溝通。

　　最後，再次恭喜周杰出新書，我對你從小有莫大期許與信心，相信你在未來醫師生涯中會勿忘初衷、關心助人、天道酬勤、精益求精，共勉之！

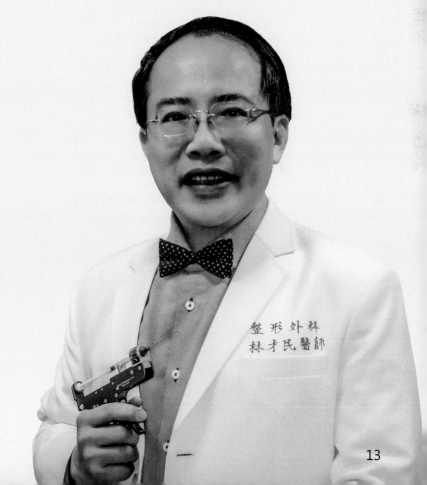

推薦序 – 馮中和

（凡登醫療體系總院長）

醫者仁學、醫者仁術、醫者仁心

緣起

　　與周杰醫師的相識是在一次美容外科醫學會上的邂逅，在充滿熱情的南台灣，遇到了一位眼神堅定、態度謙和、充滿活力、想法及執行力的整形外科醫師——周杰院長。

相識

　　認識了以後才知道周杰醫師是位出類拔萃、學術頂尖的大學學弟。雖然在不同的整形外科體系受訓、成長，卻充分感受到高雄醫學大學醫學中心整形外科訓練扎實、德術兼備，和師長們創造出頂尖國際學術的成就，著實令人欽佩。

相惜

　　閱讀完本書，看到周杰醫師對於手術上的執著、用心、美感，不僅有藝術家的氣息，更有著外科醫師俐落的想法與設計。書中著重於眼袋的手術、抽脂、自體脂肪隆乳，詳盡的說明、技巧上的分析，更有「杰」出成果的展現。充分感受到一位整形外科醫師的價值，不只是在個人技巧、學術的追求，更可貴的是願意分享出他在行醫過程中、從病人身上的回饋中，所得到寶貴的經驗給整形外科醫師參考，更讓社會大眾可以得知整形手術前「停．看．聽」的重要性，是非常具有價值和意義的。

書中有提到我們倆教學相長的過程中，我提及「手術就是層次」的概念，這裡的層次不一定侷限在手術中，更適用於在學業中、生活中、人生中，其實都似開刀的過程一樣，一定要很了解在每一個階段、層次中，我們所扮演的角色同時投射到我們應用在外科領域上，尊重組織、了解組織，才是每一個手術過程的精髓所在，最後再加上醫師的美感，才能成就出病人真正心中想望的美。

　　非常恭喜周杰院長出了這本書，受用無窮且深受感動，是本十分值得閱讀的整形外科書籍，雖然是以一位開業醫師的角度做闡述，但內容深入淺出，不僅僅是醫師，相信每個人讀完後，都會獲得不同的啟發與感動。

　　最後想以老子的格言來與周院長相勉——「大成若缺，其用不弊。大盈若沖，其用不窮。」

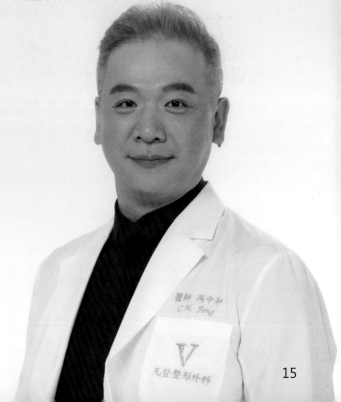

推薦序 – 林子堯

（雷亞診所院長、台灣十大傑出青年）

周杰醫師是我大學醫學系同學，如今他已是知名的整形外科專科醫師，身為老同學與有榮焉。周杰在大學時就對「美」有著相當深刻的見解，記得他大學畫油畫，每幅畫都令人眼睛為之一亮，貫徹了他對美的堅持。

兩年前周杰曾跟我提過，他在醫學臨床上手術過非常多案例，像是燒燙傷需要修復清創的病患，但他自己最喜歡做的，是讓人能夠藉由後天的努力越來越美麗，他認為人生很多事情無法自己決定，像是天生長相等。但他認為人後天的努力和選擇才是更重要的，包括追求美麗也是，他的人生哲學稱這為「美力」，相當有意思。

周杰花了很多時間研究各種醫學美容技術，讓原本已經是整形外科專科的他，越來越厲害。如今他不藏私地將這些醫學知識和開刀技巧花費兩年寫成書，讓民眾了解如何藉由後天努力讓自己越來越美麗有自信，很高興看到這本書正式出版。

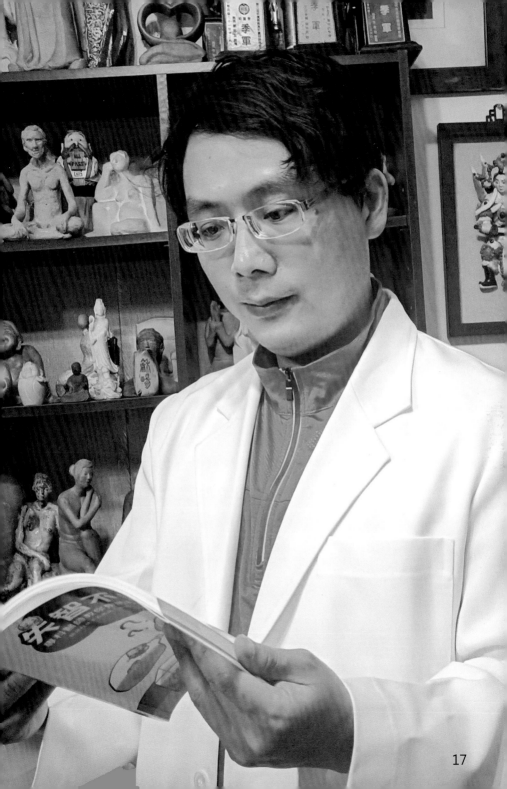

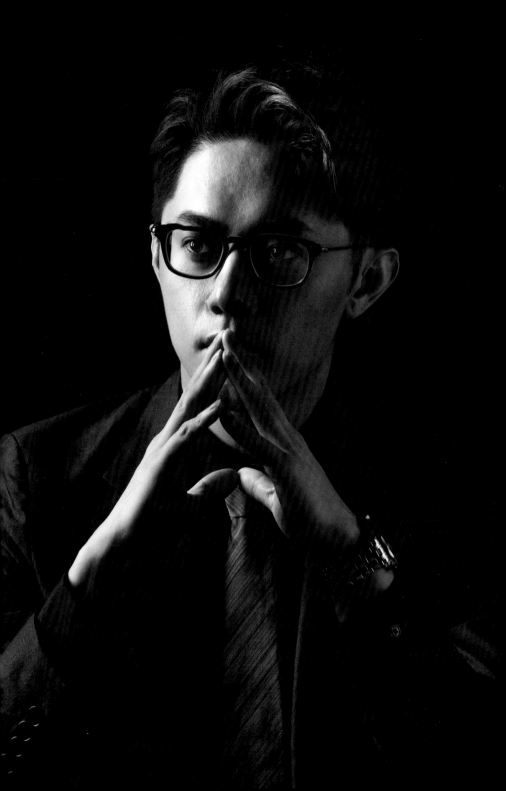

我的醫學之路
整形外科之初

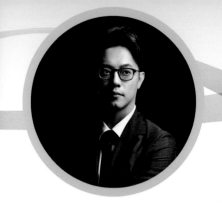

我的醫學之路

其實當醫師並不是我幼年時的志向，儘管我相當敬佩父親當了數十年的外科醫師，但父母對我的教育方針一直都持自由開放的態度，他們從未要求過我的成績、才藝或是未來職業選擇，包括對我的弟弟也是如此，我們兩兄弟童年過著無拘無束、相當幸福的童年生活，相當感謝父親和母親的栽培、尊重和包容。

高中時期，我的成績並不算好，常常一放學後就跑到網咖用書包佔位子，打開遊戲登入 CS（電腦槍戰遊戲「絕對武力（Counter Strike）」的縮寫）中，與同學們過癮地廝殺一番。這樣的生活持續了三年，現在偶然回想，腦海中還是會響起「敵人！快丟手榴彈！」那樣的聲音。其實，那是一段很快樂的日子，與同學間美好回憶迄今仍記

憶猶新。

　　現在回想，從醫的志向應該或多或少還是有受到父親的影響。當年台灣的工業處於急速發展的狀態，勞工受傷事件時有所聞。父親擔任整形外科醫師，往往深夜還要跑去醫院處理創傷患者，我也連帶聽了許多神奇的故事。對一個孩子來說，聽見有人手腳斷了還能接起來，不只是感到神奇，更是對父親起了崇拜之心，「是一個很帥氣的職業啊！」那時候我就開始有了從醫的想法。

　　我所就讀的班級不是學科成績頂尖的資優班，高中三年級時，我才真正立定意願想當醫師，開始發奮認真苦讀，但因為準備不夠充分，聯考的成績不僅沒有達到當醫師的標準，還可說是考得非常的差。

　　那時候我受到很大的挫折和打擊，雖然父母都沒有特別要求，但我自己覺得有點丟父母的臉，幾番痛定思痛後，我毅然決然投入重考行列，歷經一整年的地獄式念書

考試，每天念書超過 12 個小時，隔年終於考上了醫學系。

　　大學時，因為自己對油畫一直有著濃厚的興趣，我加入了美術社，由於從小就對於美感有自己的堅持，對於曲線和光影也比其他人更加敏感，特別喜歡觀察一些平常人無法發現的小細節。我認為，畫畫的美感是整體的「均衡」，畫得再細膩，畫完也要退兩步看看作品整體全貌，看完再向前繼續雕琢畫面的細節，確定都沒有問題和瑕疵，才算真正的完成。大學時候美術社的學習和經驗，對於我後來走整形外科專科和醫學美容都有滿大的影響。

治療高雄氣爆的燒燙傷重症患者

　　整形外科的手術房，是生死一線之隔。2014 年高雄氣爆，送來高雄醫學院的五個重傷患者，每個燒燙傷面積都在 60% 以上，用最粗淺的死亡率估算，每個人都是被判定 100% 會死亡。他們歷經長達五個月的住院，不斷手術、換皮，奇蹟般地都存活下來。氣爆改變了數百個家庭，也改變了我對未來的想法……

　　其實醫學美容並不是我一開始就決定的目標道路，當醫學系學生時，我很喜歡念書，也嚮往著像父親一樣成為醫學界的權威教授。後來當了外科住院醫師，我除了認真開刀之外，也認真研究許多論文，那時候我前後完成了九篇國際期刊。後來外科在選進階次專科的時候，我也選了跟父親一樣的整形外科，當時競爭相當激烈，相當感謝老師們用心栽培和指導，我最後成功錄取了高雄醫學大學附設中和紀念醫院的整形外科，那時的我相當高興。

　　整形外科的住院醫師訓練時期相當漫長，是所有外科裡面數一數二長的，當我在當第六年整形外科住院醫師的

時候，那階段必須學會所有的常見手術，是我最忙碌的時刻。

也就是在這個時期，我接觸了各類型的患者，手術前後要如何與患者及家屬溝通及衛教，就是一門深奧的學問，例如有時候患者被送進醫院已經沒了意識，我們僅能告訴家屬手術的利弊得失與風險 …… 每一位躺在手術床的患者，都是把健康和生命託付在我們手中，我們必須全力以赴救治。而手術後的恢復與復健也是相當重要的，不僅是身體，也包含心靈上的治療與鼓勵，該怎麼告訴那些失去手腳的人，用怎樣的心態來面對接下來的人生，相當的重要。

而人生總是會遇到幾個改變你一生的重要大事，2014 年的 7 月 31 日的深夜，那是個如往常般的週四，晚間新聞陸續報導在高雄主要幹道疑似有化學物質外洩的奇怪味道，就在接近 8 月 1 日的凌晨時分，轟隆隆的幾聲巨響，高雄市前鎮區、苓雅區的多條主要幹道連環爆炸，先是人孔蓋噴飛，幾百公尺的柏油路瞬間被炸毀，沒

錯，就是大家所知道的「八一高雄氣爆」社會事件。

我當時深夜看到新聞報導後坐立難安，心中滿是擔心患者和醫院的狀況，隔天一大早我就提早到了醫院，果然醫院急診室一片混亂，燒傷加護病房也早已滿床，其中五床病況危急，都是 60％以上的二度燒燙傷。當時我仔細評估了他們的傷勢，如果用國際醫療燒燙傷的評估死亡率來估算，每一位患者當時評估都幾乎「100％死亡率」。

因為重度灼傷，患者的皮膚潰爛，需要經歷十幾次的換皮和植皮手術，過程相當艱辛痛苦，有幾位患者在過程中不幸因為傷勢嚴重，必須截肢才能保全生命。我們在動刀時，把患者僅有較好的皮換到傷處，還得祈禱著這些皮膚不能感染。

然而最終奇蹟發生了！這五位來到高醫的重症患者，全部都戰勝了死神，倖存了下來！這在醫學上相當困難，當時的我們和患者心中都是滿滿無與倫比的感動。

氣爆炸毀了無數道路和房屋，市容隨著時間還能慢慢復原，但逝去的生命與破碎的家庭，再也無法挽回。在醫

院中，與這幾人長達數個月的陪伴，不僅是動刀手術，協助復健，還有身體照顧，不時幫他們翻身、洗澡。

　　其實，那段期間，我們陪伴最多的反而不是親人與朋友，而是這幾名傷患，連帶著也認識了他們的家人。當初每個人都是吸入性灼傷，插著管不能講話，為了讓他們舒緩些，醫院這邊定時要給止痛與鎮靜藥，往往在家人來探視時，又得停藥，病床上的他們，昏昏沉沉間，看起來好像醒了，有點意識，與家人做些眼神交流，除此之外，也沒辦法再多做甚麼。

　　我還記得其中有幾位傷者分別是負責維安的警察、前往現場採訪的記者、家具店老闆，還有一位令我印象深刻的生命鬥士是機車行老闆徐晏祥。

　　徐晏祥當晚還在收店，聽到爆炸聲後，為了怕店裡面的機車被波及想趕快牽車，殊不知下一秒，整個人被炸飛到鐵門上。當徐晏祥恢復意識的時候，已經躺在醫院，後來因為傷勢嚴重，他的右腿必須截肢，雙手沾黏變形。

　　當年我跟徐晏祥在醫院裡聊了許多，等到他歷經多次

手術和復健後，出院時他的女兒還畫了彩虹與團聚家人的一幅畫做為禮物送我。收到禮物的當下，我的內心是相當激動的，從醫的價值，大概就屬這些最珍貴吧！

醫師給病人的感覺，很多時候不僅只有醫術方面。在醫院的整形外科訓練期間，常要面對許多罹患身體疾病的民眾。他們對治療的信心，很大程度來自於對醫師的信任，而這份信任源自與醫師每次互動過程中累積的感知與經驗。而現在我專攻整形醫學美容領域，我仍然持續抱持著這份精神與信念在行醫。

參與全台灣第二例「換手」手術

當年在高醫接受整形外科訓練的時候，還有一件讓我印象深刻的事情，就是我有幸參與了台灣第二例的「換手」手術，手臂移植是整形外科中最複雜的手術之一。那隻捐贈的手是我小心翼翼到其他醫院拿回來的。

以傳統的觀念而言，當一個生命逝去，其家屬總會希望能保留全屍，因此要能找到願意把已故至親的「手」捐贈出來的人，機率相當低。同時，患者也要下定決心願意把別人的「手」接到自己身上，因為手術後可能終其一生都要服用抗生素及抗排斥藥物。在種種因素影響下，這項手術極其罕見。

記得那時候整個團隊也是在無預警的情況下接到這個艱鉅任務，大家開始在手術室集結討論分工，手術中每個人都繃緊十二萬分的神經，手術中戰戰兢兢地接好每一條細微的血管和神經，手術過程超級艱辛，十幾位醫師大家輪番上陣，手術總共持續了 12 個小時以上，每個人都汗流浹背，最後總算一起完成這個艱鉅又神聖的手術。

醫學生涯的初心與省思

八一氣爆對我的震撼與挑戰，隨著時間過去慢慢成為回憶。而在醫院永遠都有更多患者需要幫忙，而我是外科手術的執行者，也因此跟那些不曾接觸的陌生病患，有了交集，也偶爾會聽到他們的人生故事。

許多前輩常說，醫師隨著執業越久，見識越多後便能逐漸看淡生死，但對我而言，我始終對每位患者的狀況都相當在意，每次在患者或家屬簽署手術同意書時，我所感受到的責任與他們的心情一樣沉重。畢竟手術的成功與失敗，有時候差之釐米便失之千里，患者的健康以及生命就靠自己雙手去拯救，是必須承受之重。

在外科醫師訓練過程中，我目睹了許多患者改善康復，但也經歷了部分患者離開人世，對於無法挽救所有生命的自責與遺憾，迄今仍無法完全放下與釋懷。我並沒有因為時間的過去或是經驗的累積，看淡患者生死，反而是感到更多的迷惘以及沉重。

我仔細回憶過去的種種手術經歷，腦海最先浮現的是

以前成功幫患者修復燒燙傷容貌與身體外觀的畫面，讓我心中充滿欣慰與成就感，進而省思發現，「讓人變好變美」才是我真心想做的事情，於是後來我下定決心離開醫院，很多人跟我說：「你離開醫院後就是一張白紙，重新開始會很辛苦。」但最後幫助人變美變好的初心與決心，讓我戰勝了所有不安因素，毅然決然踏進了醫學美容領域。

踏進醫美領域

踏入新的醫美領域初期，我其實相當不安及惶恐，因為救命的手術和美容的手術兩者大相逕庭，我不斷到處學習，觀摩各種手術影片，發現自己能學到有所侷限，加上別的高手或是大師未必願意輕易傾囊相授，讓我當時深感自己不足。

一次因緣際會下，我參加了一場美容醫學會，認識了凡登診所院長——馮中和醫師，我也不知哪來的勇氣，在素不相識的情況下就上前向馮醫師毛遂自薦說：「請問能不能讓我與馮醫師學習？我願意一起努力打拚。」

像我這樣初生之犢、還不成熟的年輕醫師，馮醫師大可隨便用個理由將我打發，但那一天，馮中和醫師卻很熱心一口答應將我收留。如今我所學，許多都是馮醫師所傳授，他是我的師長，也是我生命中的貴人。

在醫學美容與外科手術領域，許多厲害的醫師都會私藏許多「獨門祕訣」。就像是某些美食名店總有他們的獨門醬料或其烹調方式，把你當成外人的時候，根本不可能

傾囊相授，被同業拒絕跟刀學習手術，可說是家常便飯。

　　但馮醫師卻很認真指導我，將畢生所學都不吝傳授，讓我相當感動，我現在眼袋美容手術的技術，也是從他身上學習取經受益良多。

　　馮醫師說過一句很抽象的話：「手術就是層次。」這句話觸發我很多思考以及研究的方向，我將之奉為圭臬。人從外到內是皮膚、脂肪、內臟，只要層次亂了，表面就可能會坑坑疤疤。我手術的原則便是依層次一層一層的處理好，就可以做好一場漂亮的手術。

對於美的堅持與信念

　　求美者科學理性的看待整形美容手術，順利地達到美麗的彼岸。獲得美麗的外貌同時，也享受因應而生的美麗心境，我相信這是一位整形外科醫師義不容辭的責任，也是我努力追求的境界。

　　從事醫學美容，有時候我們必須推銷部分自費療程或商品，過程中也必須符合醫學倫理與及法律規範，如何在醫學與商業間取得一個適當平衡點，是醫學美容重要的課題。我時時刻刻提醒自己是位醫師，除了要回答及盡量滿足民眾的美容需求外，我還必須適時的給予醫學專業建議，有時候甚至要幫忙民眾把關，適時勸退某些民眾的不適當的美容手術要求，這樣對他們來說才是真的比較好的，我覺得這才是一位好的整形外科醫師該做的。

　　我常會遇到民眾指名想要整成某位明星的臉蛋或身材，我通常會先傾聽，同時觀察他們天生的自身特色或是優點，依據他們的需求適時給予每一位民眾客製化的專業建議供他們參考。

其實每個人都有屬於自己的專屬相貌，有時候一點小瑕疵反而能讓自己與眾不同，更有個人魅力。否則如果每位前來美容的民眾都做成一模一樣的明星臉，那就只是「複製人軍團」，對我而言並非真正的美麗。

　　容貌美或醜，其實是種心理的主觀感受，並沒有真正的客觀標準，這些外在會隨著時間、價值觀而做改變。就我這幾年的觀察，其實大眾的思維，崇尚自然美的這一派已經越來越普及。來找我的民眾都知道我堅持「自然美、自信美、加分美」，讓民眾能夠有自信抬頭挺胸，就是我的理念。

　　整形醫學美容與錢緊密接觸，只要有人願意出高價，仍有醫師會去幫民眾盡力完成，但這不是我對美的信念。對我而言，醫學美容也存在著醫德和社會責任，那些對容貌焦慮的民眾，我得扮演心靈導師的身分，慢慢開導他們，「你們並不醜，只是對容貌感到焦慮和沒自信而已。」

　　曾經有位民眾來找我幫忙，那位民眾只是臉稍大，鼻翼寬了些，從小到大就被班上同學霸凌，甚至還被取笑是全班最醜的女生。但事實上他的臉部並沒有缺陷，我鼓勵

他接受真實健康的自己，勇於活出自信快樂。

　　還有另外一位民眾是眼袋比較大了一點，常常被人認為是沒睡飽沒精神，因此內心相當自卑，這位我替他進行了手術，由於我經驗豐富，手術前後相當順利大約只花了30分鐘。但當他回診撕掉膠布的那瞬間，他的眼淚就突然嘩啦嘩啦流下。原來那糾纏他十多年的夢魘，終於在這一刻徹底消失了，他也因此得到了心理的救贖，他那一句「謝謝你拯救了我」，給了我的內心很大的衝擊與震撼。

　　後來我想了想，他的自卑感源自於常被別人嘲笑，這對我來說很簡單的手術卻成為他人生最重要的轉捩點。類似的事情其實很多，我在這部分感受到助人的充實感和自我存在的價值感。

　　有時候，醫師對民眾的簡單一句話，民眾會當作金玉良言；一個很微妙的眼神，民眾會當作醫師對自己的疾病程度的暗示；一句很溫馨的話語，有時會超乎良藥而有神奇療效。醫師對於民眾的關懷，也會加快病人康復的進程，在醫學美容的手術過程中，不僅要改善外觀，也要美化民眾的內心和自信。

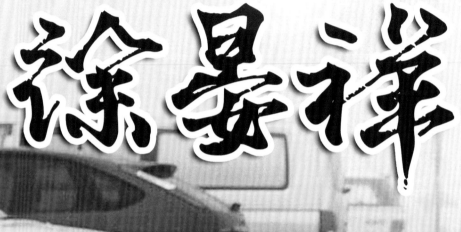

專訪

高雄氣爆生命鬥士

徐暴祥

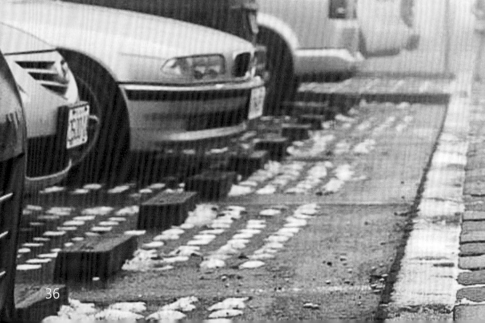

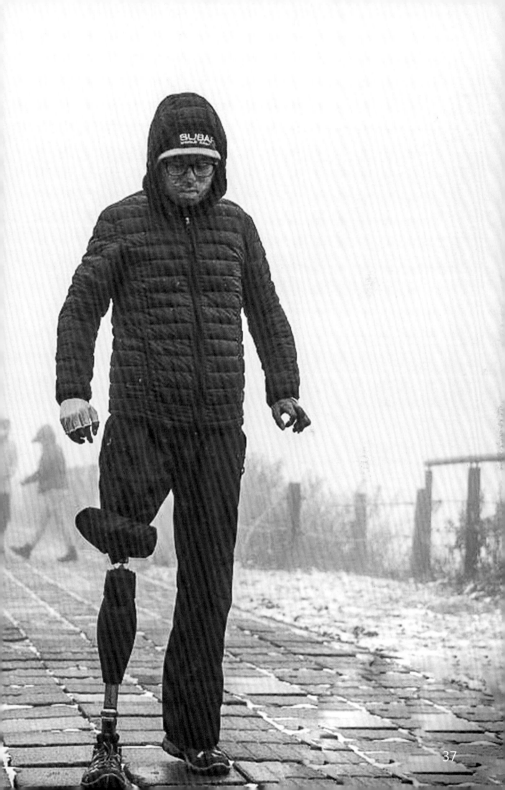

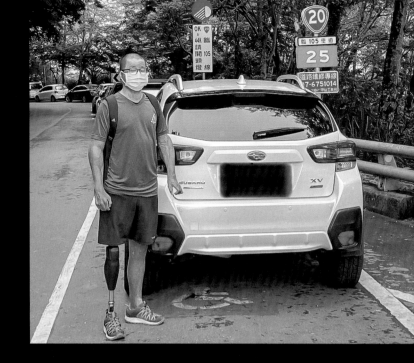

專訪氣爆倖存者——徐晏祥先生

編輯團隊在製作這本書的過程中，有幸能採訪八一氣氣爆的倖存者，一位堅強的生命鬥士——徐晏祥先生。

徐晏祥先生個性豪爽，原本是一位喜歡車的機車行老闆，很喜歡和朋友一起團聚玩車和討論車子，同時與父母、愛妻與兩位女兒享受生活與天倫之樂。

「凡是有輪子的東西我都很熱愛。」

而在 2014 年徐晏祥不幸在八一氣爆遭受波及，傷勢十分嚴重的徐晏祥被送入高雄醫學大學附設醫院的加護病

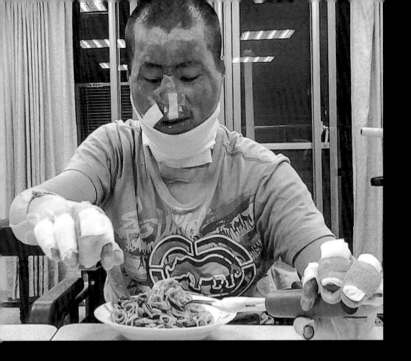

旁急救治療，最後為了保命必須接受右腳截肢手術，才在鬼門關前被救了回來。

　　當時徐晏祥全身66％面積燒燙傷、右腿截肢、雙手沾黏變形、全身無比劇烈痛苦，需要靠止痛藥和麻醉藥來減少痛苦。但徐晏祥沒被命運的挑戰擊潰，他與醫療團隊共同與死神拔河，最後勇敢活了下來，雖然少一條腿，他也不怨天尤人，開玩笑說道：

　　「老天爺廢了我右腳，是讓我不要再飆車！」

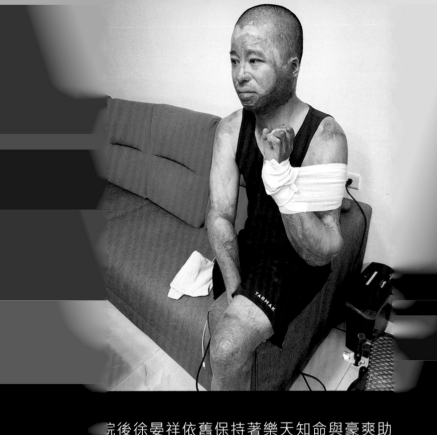

完後徐晏祥依舊保持著樂天知命與豪爽助

忍為要把搶回來的人生，活得更加精采更有

一個身軀、兩段生命。」

段話是徐晏祥氣爆受傷以來，一直用來勉勵

右銘，他認為自己的命是撿回來的，也很慶

午多貴人朋友，讓自己能重新有第二段嶄新

段期間他除了幫忙照顧連繫其他的氣爆病友

力不懈的持續接受醫院治療與復健，原木医

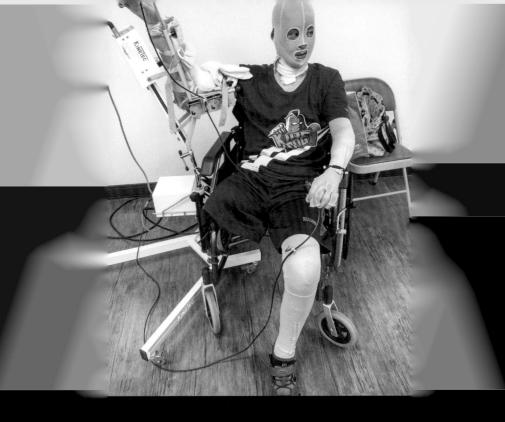

無法動彈的雙手，也在努力下慢慢可以開始恢復

可以開始自己進食，甚至多年後也開始學習開

和煞車，現在他已經可以自己開車，載著家人

到山上露營。徐晏祥靠著堅強的意志力，重新

人生旅途的控制方向盤。

2021 年台灣太魯閣號出軌意外事件造成大量

徐晏祥慷慨捐出 10 萬協助賑災，他不僅救自己

在採訪過程中，徐晏祥回想起當年氣爆事件與周杰醫師相遇的過程說道：

「其實現在回想起來，當時周杰醫師真的很倒楣阿！那時候他還只是一位菜鳥醫師，就遇到了這麼巨大的挑戰，我們五個氣爆傷患的性命都掌握在他手上，一個沒弄好我們就沒命了，也就沒有現在的我。」

氣爆那一夜，徐晏祥在路上遭受波及，被送進醫院加護病房，因為大面積的燒傷，皮膚幾乎全燒光了，立刻被全身鎮定麻醉。當時以醫學的角度來說，徐晏祥只要清醒著一秒，每一秒都是極大痛楚，醫療團隊為了避免患者痛不欲生，必須確保患者持續處於鎮定睡眠狀態。當初照顧余晏祥的醫療團隊有許多人，但徐晏祥對周杰醫師特別有印象，那個時期，徐晏祥因為鎮定麻醉止痛的關係，常常是處於半夢半醒的恍惚狀態，但有次發現一位年輕醫師在手術房內放音樂。具體是什麼音樂已經記不清了，但總覺得那是痛苦經歷中一股暖暖的回憶。後來跟周杰醫師比較熟了，周杰醫師反而很驚訝問：「原來你還記得這些事情？」徐晏祥後來才知道，那是周杰醫師為了不讓病房內

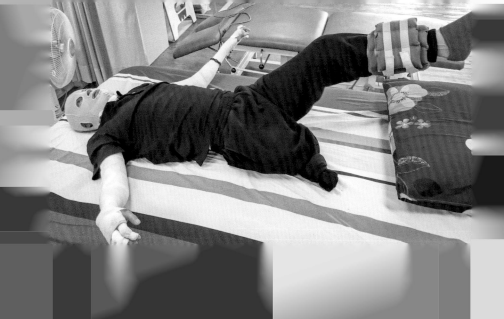

重生後，人生雖然變得有點不同，但那就是生命的轉

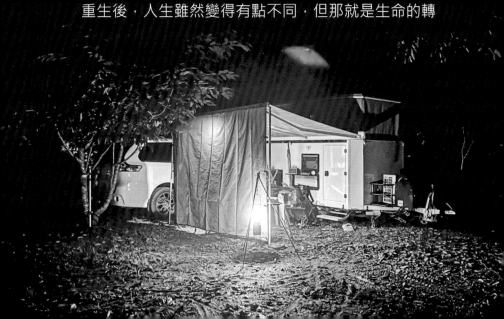

折，遇上了還是得面對。

　　徐晏祥因燒燙傷必須長時間臥床，他常常在觀察周遭醫護人員的言談舉止，周杰醫師溝通和做事都很有邏輯和條理，對於事情也常能舉一反三，徐晏祥眼中的周杰醫師，是一位很有天賦又認真的醫師。徐晏祥得知周杰醫師在醫美領域發光發熱後表示：

　　「我信任周杰醫師的開刀技術以及他的醫德。在我住院那段期間，印象中他的手術幾乎沒有失敗過。周杰醫師在醫德方面也相當令人敬佩，不管對我或是其他較不熟識的患者都保持一樣態度，雖然挺囉嗦的，但他總是跟我們不厭其煩的解釋好幾遍。他是一位好醫師，不管在哪個領域，我相信都能發展得很好。醫美能改善人的外表，但同時也可以改善一個人的生命。」

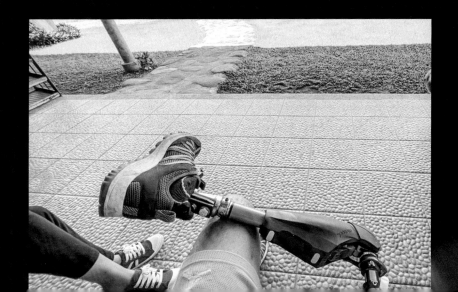

徐晏祥偷偷跟編輯團隊透露，周杰醫師除了在醫學領域上有專業一面，其實私底下也做過無厘頭的糗事。

「周杰醫師有一次偷偷跟我分享，他同一台汽車停在一樣位置，剛好那旁邊的工廠發生兩次火警，車子連續被波及燒兩次，我就在心裡納悶想正常人被燒一次就不敢放了，你怎麼還會把車停在同一個地方被燒二次啊？」

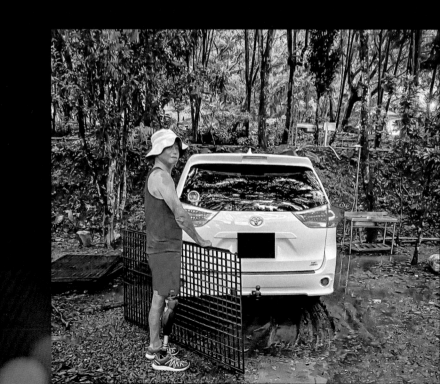

最後徐晏祥想勉勵自己和大家：

「人生許多時間都是在重複或面對困難，但只要有 10% 時間是進步的，那就是很不錯的人生吧！這是我當年跟周杰醫師一同努力治療自己氣爆傷勢時，傷口時好時壞、反反覆覆，最後成功活下來出院的很深體驗。」

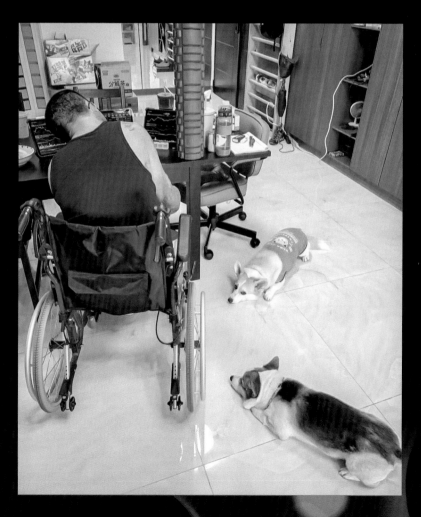

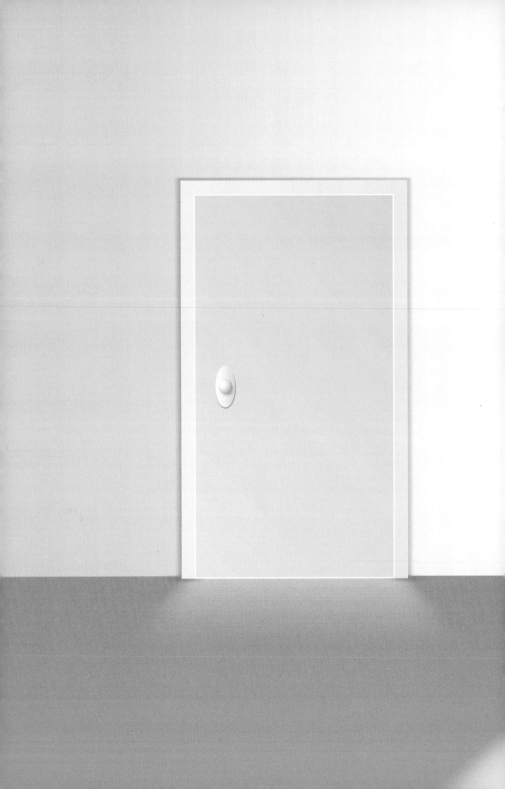

當上帝為你關了一扇門，祂同時會幫你打開另外一扇。
When God closes a door, he must open another one.

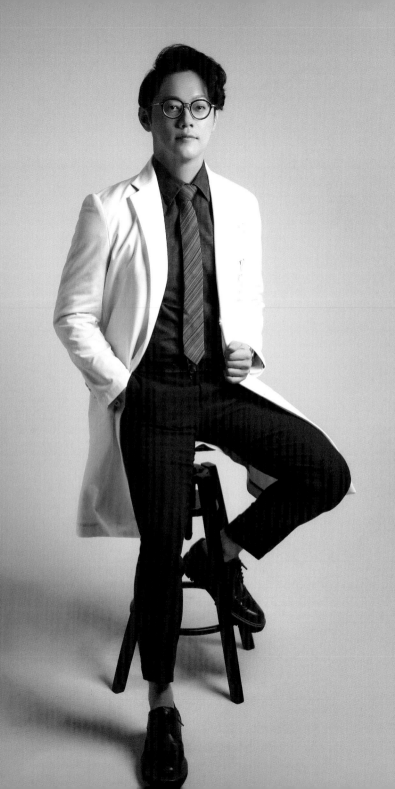

自體脂肪抽脂
曲線美體移植

- 破解迷思，抽脂不是減肥的手段

- 好的設備，更有好的技術

- 抽脂四法：傳統、水刀、雷射、威塑

- 抽脂常見 QA

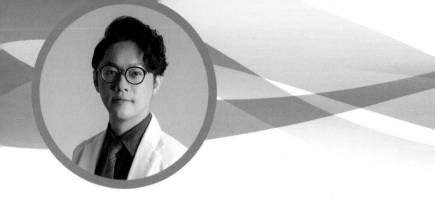

破解迷思，抽脂不是減肥的手段

　　一提到抽脂大家常會誤解「抽脂就是減肥」或是「脂肪，抽越多越好」。事實上這些都不正確。

　　如果想要減肥的話，可以透過很多比較健康的飲食、適度的運動去減肥，而抽脂，較正確的說法是「體雕」，是對形體的雕塑，是讓你的曲線變好看，而不是拿來減肥的。

　　有個重要觀念大家要知道，就是「油比水還輕」，所以就算抽了很多脂肪出來，相較於你全身的水分和體重來說，其實根本不算多少，所以抽脂後體重下降其實相當有限，但是你的體態曲線會變得很漂亮，這個就是我們透過抽脂要達到的效果。

抽脂不是抽越多越好

一位成功的整形外科醫師在幫你做雕塑的同時，重點不是拿走多少脂肪，而是留存下來的脂肪是漂亮的，你的曲線是美麗的，這個才是最重要的。

很多女生來抽脂都是抱著能「越瘦越好」的想法，但一位好的體雕師絕對不是只把妳變瘦、變纖細而已，「不能出現凹凸不平的狀況」、「絕對不能抽吸得太多，而讓你陷入危險」是我們必須兼顧且更重視的事。

首先，在做抽脂時，每一個部位都必須留一定厚薄度的脂肪，當你的脂肪層越抽越薄，離下面的這些凹凸不平的脂肪層的風險就越來越高，所以我們不僅抽的層次要對，還要抽得平整，且要留一定的脂肪厚度，來防止皮膚凹凸不平。

抽脂的一個觀念就是：該拿走的脂肪我們要拿走，該

保留的脂肪我們也要保留起來，而不是抽掉越多越好。

　　此外，每個人單次抽脂都有安全的上限，一般來說，抽出來的脂肪量、含水量，還有你的體型大小、身高體重，我們都會納入去考量，以大腿抽脂為例，一次差不多就是 3000cc 左右，最多不要超過 5000cc，這樣才可以當天就回家，不用住院，降低體溫過低、貧血、頭暈等危險，這才是我們體雕醫師要追求的：一個健康又安全的手術。

好的設備，更有好的技術

坊間有非常多的抽脂方式，到底哪種抽脂機器設備最棒？其實真的沒有一定哪個比較好。我個人最常習慣用的就是「威塑抽脂」。

打個比方來說，醫師就是賽車手，機器就是賽車，好的賽車手配上好的賽車，那一定可以先馳得點，但是如果你叫個不會開車的人去開法拉利，他一樣給你去撞牆啊。

所以，真正決定抽脂成功與否的關鍵是在於醫師的臨床經驗和技術，像是：

- 是否對身體組織層次熟悉？
- 哪些地方有該拿或不該拿的脂肪？
- 哪些地方的血管多或少？
- 以及出血量預估多少？
- 組織預估會破壞多少？

唯有像這樣全面性的思考和計畫，才能安全有效的為你打造良善抽脂計畫及美麗健康體態。

抽脂三點	
1.體雕不是減肥	你該在意的是身體的曲線，而不是體重機上面的數字。
2.重要的是留下多少脂肪	好的抽脂雕塑不是看拿走多少脂肪，而是看留下多少脂肪。
3.認機器不如認人	只有好的機器並不能創造好的作品，但是擁有一雙巧手的醫師，配上好的機器，就可以助妳達成雕塑美麗曲線的渴望。

抽脂四法：傳統、水刀、雷射、威塑

「醫師，我想抽脂，但市面上這麼多種抽脂，我該選哪一種呢？」

現在坊間有非常多的抽脂方式，大致將抽脂機分成四大類：傳統抽脂、水刀抽脂、雷射溶脂和威塑超音波溶脂等。

想要抽脂，首先必須要有一台「抽脂機」，先幫你把這些脂肪軟化、液化和弄稠，接著才能經由幾個小洞藉由抽脂管把它抽出來，然而，坊間這麼多種不同的抽脂機，我們怎麼判斷自己適合用哪一種呢？

一、傳統抽脂

　　傳統抽脂是最傳統的，可能有百年歷史了吧，醫師用抽脂管進去，直接把你的脂肪搗碎，然後抽出來。這是屬於一種比較原始、比較暴力的方式，利用物理的原理，把你脂肪搗碎抽出來。

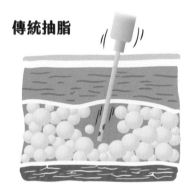

傳統抽脂

二、水刀抽脂

　　水刀抽脂是用水柱去沖刷這些脂肪，把這些脂肪沖散、沖軟，然後把它抽吸出來。

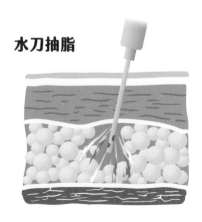

水刀抽脂

三、雷射溶脂

雷射溶脂是利用雷射產生熱能，好像奶油遇熱融化這種感覺，把脂肪弄散、弄軟，然後把它抽吸出來。

雷射抽脂

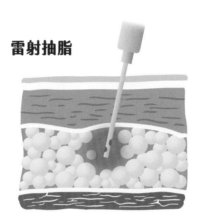

四、超音波抽脂（威塑抽脂）

超音波抽脂是利用超音波的原理，把這些脂肪小葉打破，然後讓這些脂肪可以跑出來。

其中，傳統跟水刀主要是以物理的方式去沖刷、去擊碎這些脂肪，有時會對脂肪造成比較大的破壞；雷射溶脂則是利用熱能直接將脂肪液化，使其被燒融掉，因此，對脂肪的破壞是更大。

威塑抽脂則與前面三種截然不同，它是利用超音波以「鈦金屬探頭」發出固定頻率的超音波，抽脂時會先打一些水進去，水分裡面會有一些小氣泡，超音波遇到這些氣泡後會產生很微小的爆破，將脂肪小葉的牆壁打破，於是脂肪就從脂肪小葉散出去，我們就擷取這些脂肪，要抽掉也好，要回補也好，都是不錯的一個方式。

更詳細點說，我們可以看到右方示意圖，當威塑的探頭進到厚厚的脂肪層後，脂肪小葉的空腔會被打開來，當脂肪層變得有一點點鬆散、有一點點空洞出現，我們便可以把脂肪慢慢地抽吸出來，而裡面的神經和血管不會被破

壞，如此一來便可以有效地減少患者的恢復期，痛感減少，出血量及水腫狀況也會有效降低。

1
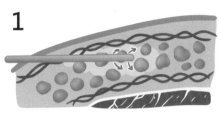

麻醉液注入脂肪層

2
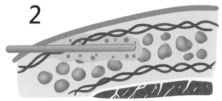

利用超音波將脂肪震碎

3
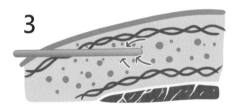

將乳化的脂肪抽出

4
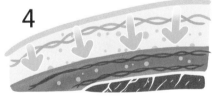

保留的結締組織，
促進皮膚的收縮

威塑抽脂還有一個優勢是，做完深層脂肪的抽吸之後，它也可以局部雕塑淺層脂肪。大家可能不知道，腹肌的馬甲線和人魚線，都是屬於淺層脂肪的局部堆積，雖然比較薄的一層，但質地卻比較偏硬，如果用傳統的抽脂法，這種淺層脂肪不但有可能抽不出來，而且很容易產生凹凸不平，然而利用威塑抽脂，這些淺層脂肪就可以輕易的被溶掉重新塑形了。不過淺層脂肪不是只要被溶掉就好，還有後續的動作要加強，才能得到好的結果。

　　第四張圖是當我們做完所有的事情之後，在脂肪層中，便會出現一個很鬆散的空腔，這時為了要讓它變得緊實，我們會藉由外界的壓力，也就是塑身衣，把這整個層次壓平，壓平了以後，在癒合的過程中，整體才會平坦。

抽脂常見 QA

以我最常做的威塑抽脂來談，我特別挑選了十個最常被民眾問和大家可能關心的問題，為大家再做更詳細的解說。

Q1：抽脂可以減肥嗎？可以瘦幾公斤？

抽脂，事實上不是用來減肥的，因為油比水還要輕，所以即便我們抽掉很多脂肪，對你的體重或體脂影響十分微小。應該要把抽脂定義為「雕塑體型」的方法，因為拿掉很多脂肪之後，你的身材和線條變美變好，我們追求的其實是這個，而不是用來減輕體重。

Q2：抽脂之後會復胖嗎？

抽脂之後事實上是不會復胖的，因為抽脂是把我們身體的脂肪細胞給抽掉。每個人從出生以來，身體上的脂肪細胞的數量已經固定了，抽掉了以後是不會再生的。你或許會覺得很奇怪，我的皮膚被割傷了都可以再生，為什麼

脂肪細胞不會再生？因為從出生以來，身體上有一些細胞，例如說脂肪或是卵巢的這些細胞，不會再生，拿掉了以後就沒有了，這部位不會復胖。例如說我們的大腿假設有一百個脂肪細胞，如果你把它拿掉了剩下三十個脂肪細胞，之後再怎麼胖也不會胖到哪裡去。

Q3：抽脂的傷口在哪裡？

抽脂的傷口，要依照不同的區域而定，每位醫師都有自己的一些風格和習慣。

如果是抽大腿的話，我通常是臀下和鼠蹊旁各一個，以最少傷口來說，我可以一腿兩個洞，兩腿共四個洞，就完成全部大腿的環狀抽脂了。

有人可能會想問，怎麼可能會才利用幾個洞，就能抽到整個大腿一圈呢？

因為我可以藉由不同的人體擺位，和不同長度形狀的抽脂管，來抽取各地方的脂肪細胞，所以不一定要開非常多的洞才能做好環狀抽脂手術，這是我的手術理念。

如果是腹部，我會在兩側乳下緣及肚臍各開一個洞，恥毛上方則是開兩個洞，以前腹來說，就是開在腹部的四個角跟中心點，共五個洞。後面則是開在股溝的上方，你一條小內褲基本上就可以遮個大概了。

肚臍的洞自然不明顯，因為肚臍是個天然的屏障。乳下緣的洞因為有乳房的皺摺的關係，事實上也是看不太到的。

如果是手的話，基本上我就是會開在手肘的一個地方；如果你要抽副乳，腋下的地方會開一個洞，頂多就是一手兩個洞。

那膝蓋會有傷口嗎？有的人會很擔心會不會膝蓋的旁邊的脂肪被留存下來，有的醫師會選擇在膝蓋旁邊開洞，可是我比較不傾向這樣做，因為膝蓋這個部位比較外露，穿短裙或短褲的時候容易露出來，尤其抽脂的洞通常都是對稱的，個性低調不想讓人知道的民眾，就很難和別人解釋為什麼受傷的傷口會是對稱的。

所以我的因應之道就是會特別訂製非常長的抽脂管，

直接從鼠蹊部進入，一路穿到你的膝蓋附近，利用不同的擺位和角度，把膝蓋旁邊的脂肪抽掉。

　　膝蓋旁邊的脂肪其實是一個很重要的環節，因為大腿的自然形狀是由粗到細，抽脂的時候也要讓它由粗到細，如果很專注地在拿大腿根部的脂肪，最後膝蓋會變一個長方形，就不好看了。所以如果我們大腿根部要抽，甚至抽很多的時候，膝蓋的旁邊，膝蓋的上蓋肉，一定要好好地把它抽掉，大腿才能呈現一個最完美的弧形。

Q4：抽脂管最長幾公分？傷口大概長怎樣？

　　抽脂管最多可以到 40 公分（cm）。各位要知道，在身體裡面越長＇意味著它的路徑越長，但身體裡的每一個部位都會有摩擦力，越長的抽脂管在控制上越難也越費力。所以並不是每一位醫師都願意這麼辛苦的做，但如果考量到民眾最後的傷口位置和美觀性，我覺得仍是一個值得考慮的選擇。

　　抽脂管傷口的疤痕差不多就是我們半個指甲蓋，因

為我們很難去量化，差不多是 3 公厘（mm）到 5 公厘（mm），就是小指頭的半個指甲蓋這麼大，這就是我們實際上會產生的疤痕，那疤痕跟各位身上的疤痕都一模一樣，一開始的時候可能會覺得它有點紅，甚至有點褐色，但是這些疤痕會隨著時間慢慢淡掉，尤其是這麼小的一個疤痕，例如說 3 釐米，它其實淡了以後，是很不容易發現的。

Q5：抽脂需要請幾天假？會很痛嗎？

一般來說，我的習慣都會請民眾除了手術日之外，請三天的假。事實上，抽脂完後是不會有什麼特別的不舒服，基本上這三天想幹嘛都可以。可是每個人的體質不一樣，耐痛程度也不一樣，所以我都會請你留一個緩衝時間，這三天就請你在家裡好好休息。

至於說痛不痛，痛其實是在所難免的，因為抽脂手術，本身就是一個具有破壞性的手術，坦白說它就是把你裡面的脂肪細胞拿走，所以凡走過必留下痕跡，它一定會

在你的身體留下一定程度的一個瘡面，這個地方就會有些許的疼痛。但是我可以跟各位講，其實最不舒服的 No.1 是痠，它這種痠很像是你練到肌肉痠痛的那種痠，痠到有點疼。

那第二名是什麼呢？最常見第二名是脹。脹是什麼感覺呢？就像是你坐了長途汽車或飛機，到達目的地以後整條腿脹到受不了那種感覺。至於為什麼會脹呢？因為抽完脂以後，可能會水腫與發炎，會導致腫起來，外面我們又穿了一層緊緊的塑身衣貼合，所以裡面再往外脹，外面再往內壓，就會有很脹的感覺，這個是最常見不舒服的第二名。

至於疼痛的問題，在操作良好的醫師身上是比較少見的，因為越有經驗的醫師做得越好失血量就越少，疼痛也會相對比較少。不過每個人的耐痛程度還是有差別的，也有可能別人不太痛的傷口，在你身上卻很痛，這還是因人而異的。

Q6：可以抽多少脂肪？

一般來說，如果是抽一個女生的大腿脂肪，差不多3000-4000毫升的「純脂」就很多了，這裡我說的是純脂，因為坊間有太多不同的抽脂手術了，每一種抽脂手術用的腫脹液含水量都不太一樣，所以有些抽出來的含水量很高，有的含水量很低，像威塑就是純脂量高含水量低，所以若是單純比較抽脂量，是不明智的做法，因為從立足點就不一樣，所以單純去比較抽脂毫升數其實沒有太大意義，真正要比的還是抽出來的純脂量多少，跟抽完之後的曲線雕塑如何。

有的民眾會問，那抽脂有沒有一定的安全量？通常一個六十公斤的女生，我們盡量不要超過 5000 毫升的抽脂量，超過了可能會造成血液循環改變，體液溶度改變和失血量過多，所以如果超過 5000 毫升我就會建議下一次再繼續抽或是另外打算，千萬不要為了逞一時之快，而讓身體受到傷害。

Q7：抽脂完一定要按摩嗎？

抽脂完我們會希望你可以進行一些簡單的 LPG 按摩（Lipomassage by Endermologie）。

LPG 按摩是經過世界醫學臨床研究證實，在抽脂術後對於體態曲線和術後硬塊有幫助的療程。至於一般坊間的手技或是推拿，並沒有太多醫學實證根據，所以我也不方便講太多。

LPG 按摩會帶有一個負壓，它把皮膚跟組織吸起來的同時，也做了推移的動作，它可以讓裡面的一些小腫塊小硬塊，還有包含裡面的一些液體的累積，組織液的累積，可以推得平順，所以我會建議各位抽脂的民眾，在第三週跟第四週的時候，依照你的耐痛程度、復原程度和水腫消退的程度，就開始進行 LPG 的療程，通常診所會附個兩、三堂的 LPG 療程給你，如果你覺得它真實有效，不妨多買幾堂課，完全是個人自由選擇。

此外，還有一個重點要讓大家知道，前面我們有提過，抽脂完後會有些許的痠痛，按到覺得很痠，跟我們肌

肉痠痛時所進行的按摩，原理是不太一樣的，有的時候我們肌肉痠痛去給師傅按摩，你可能會覺得按到很痠才真的有效，可是各位要記得，如果你是抽脂術後去接受按摩，只要一痛就請他不要再繼續了，那不是有幫助的舉動。如果是 LPG 按到有點痛的話還可以，因為 LPG 可以調整能量，如果你真的覺得不舒服時，務必要請操作人員將能量調低，或者是你真的覺得受不了，也可以把這一次的課程喊停改到下次再做。

Q8：塑身衣要穿多久？

術後塑身衣要穿多久，每位醫師的習慣有所不同，我個人是希望術後前兩週儘量能穿整天 24 小時，後兩週的時候穿 12 個小時，超過一個月的時候是 8 小時，通常穿滿三個月就會有不錯的效果。

有的人可能會有個錯誤觀念就是，「某診所不用穿塑身衣，一定是醫師技術特別好。」其實不是這樣子的！

抽脂手術是種破壞性的手術，它把你的脂肪層從中間

掏空，如果今天有一個厚厚的脂肪層，當中間被掏空的時候，這兩層的創面必須要貼和緊密，才能復原又不產生凹凸不平，所以穿塑身衣目的就是要把這兩層壓平貼合讓組織好好癒合，如果不好好壓扁，就容易形成凹凸不平，或者是中間空隙可能會累積組織液或血液，這些都是不好的結果，所以我堅信穿塑身衣對抽脂來說，是術後不可缺少的環節之一。

Q9：抽完會鬆弛嗎？

抽脂之後皮膚會不會鬆弛是個大哉問，因為每個人的術前的皮膚緊實度不太一樣，抽脂術後會不會鬆弛的問題，建議還是應該由你的主治醫師評估判斷。如果覺得你的皮膚很容易鬆弛，你的主治醫師會跟你說明討論，這時你就必須決定做一個選擇：

1. 保留多一點的脂肪，皮膚不容易鬆垮，但大腿可能會比較粗。

2. 希望盡量抽脂雕塑大腿，但皮膚可能會有點鬆垮。

不過在腹部也有另外的選擇，如果你腹部真的很鬆垮的話，你也可以不接受抽脂，改成接受腹部拉皮手術，這也是可行選項之一。

然而，在威塑的領域當中，由於威塑的探頭會發熱，可以用來雕塑淺層脂肪，所以能讓皮膚變得緊縮和緊實。

那最後我想說的是，只要皮膚沒有超過一定的鬆弛程度，其實術後是會回彈的，但是如果超過一定的程度，例如說大腿真的太粗了，抽完還是可能會有鬆弛的情況。

Q10：什麼人不適合抽脂呢？

太瘦或太胖的人都不適合抽脂。

太瘦的人不能抽脂是天經地義，因為已經夠苗條線條也夠漂亮了，所以是不需要抽脂的。那太胖的人為什麼不適合抽脂呢？還是回到那句老話，「抽脂不是減肥的手段。」

抽脂是要雕塑身材，讓你局部變得好看。如果你原本的 BMI 超過 30，那代表你身上的脂肪量實在是太多了，

請你先藉由適當飲食調整、良好作息跟規律運動來減重，如果減重已經做到一定程度後遇到瓶頸，還有一些很難甩掉肉的地方，像是馬鞍、內側肉，或是腰內肉啊等，再來找我們這些專業體雕醫師幫忙。

當然，許多女生心目中可能都會有一個幻想，例如常問我可不可以把腰變成網路上常說的「A4腰」或「螞蟻腰」，或是把腳變成「鳥仔腳」或是「竹竿腳」等......

各位要理解到一點，抽脂只能對抗脂肪，其他像是皮膚、皮下組織、肌肉、筋膜或骨頭，我們都沒有辦法拿掉。例如說你的腳，小時候練過田徑，它的肌肉量已經很足了，我們把脂肪拿掉了以後，能體雕改變的幅度是相當有限的，任何手術本來就有它的極限存在。

腰的部分，我當然可以把脂肪拿的一滴都不剩，可是要注意的是人的肚子有腸胃肝臟等許多器官和內臟脂肪，所以自然會往外凸這點是沒辦法改變的，所以各位要理解到，我們只能幫你打理脂肪，其他的地方還是要遵守自然的法則，才是真正的健康美。

一般我們女生對於自己的線條不滿意是因為什麼呢？因為我們脂肪在堆積的時候，它不是連續的堆積，它就是偏偏在這裡長一坨、那裡長一坨，所以會覺得很不滿，那我們這些體雕醫師的目的呢，就是把這些很不連續的東西，變成一個完美的線條，那意思就是說，我們不會把你身體的每一絲的脂肪抽掉，因為有一些的脂肪需要來延續它的線條感，你把所有的脂肪抽掉，你的線條會變得很生硬，甚至看起來不像正常人的身材，這個是我們不想要見到的。有些民眾來的時候劈頭就說，「醫師啊，你幫我全身的脂肪都抽乾沒關係」，在合理的範圍內，我們自然很樂意幫助你達成你想要的身形，可是全身脂肪都拿乾，這個是一個很不明智的選擇，你把它全部一點一絲的榨乾了之後，第一個，線條先跑掉，再來呢，很容易因為淺層脂肪被過多的破壞，而產生凹凸不平，你在光線下，你在任何角度，就看到你的腿變得坑坑巴巴的一塊。所以我們在做這一些要求的同時，一定要想到，醫師不幫你做過多的介入，背後是有原因的。

　　希望以上這些回答，能夠解決你心中長久的疑惑。

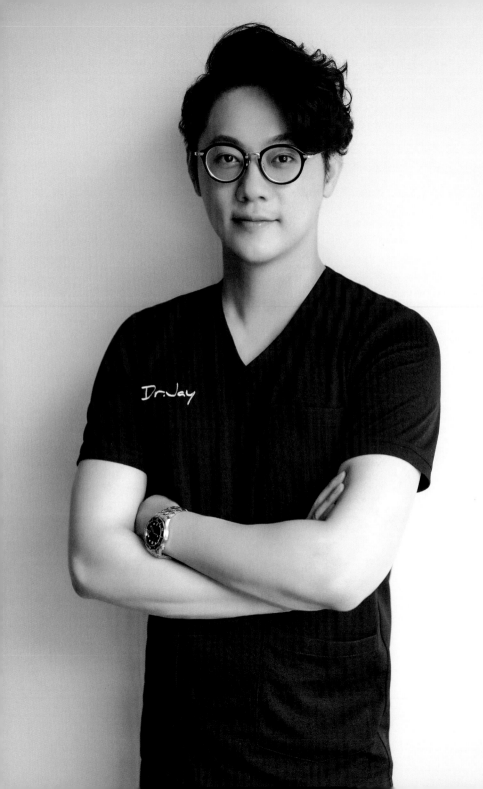

自體脂肪隆乳
健康美麗出爐

· 自體脂肪隆乳為什麼好？

· 自體脂肪隆乳五步驟

· 脂肪槍的發明

· 自體脂肪隆乳能變大多少？

· 術後護理怎麼做才好？

· 抽脂補胸手術可能脂肪鈣化？

· 補胸的傷口

· 自體脂肪隆乳常見 QA

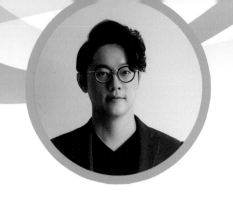

自體脂肪隆乳為什麼好？

人有內在美和外在美。近年來不管是男性還是女性，都希望自己內外皆美。內在美在於心，需要靠生命經驗和個性思想慢慢琢磨而成。外在美則於臉和身材，漂亮的面孔能讓人眼睛一亮，但若是加上健康有形的身材更是加分許多。而我自己在整形外科專科行醫多年，許多女性就診都會問的外在美之一就是關於胸部的大小，因此這篇來討論胸部的部分。

常會有不少女性在診間會跟我訴苦，說覺得老天爺不公平，為什麼別人的乳房是波濤「胸」湧，自己只能「風平浪靜」。其實不管是大還是小，只要健康的乳房都是好的。但有些女生因為胸小沒自信，想要增加外在吸引力，或是工作上需要靠身材吸睛，常會來找我諮詢關於隆乳

的部分，這就要講到目前最好的醫學技術「自體脂肪隆乳（Autologous fat breast augmentation）」。

　　過去傳統的隆乳手術並沒有讓乳房「長大」，它只是在乳房裡塞進外來物讓乳房被「撐大」或「漲大」。而自體脂肪隆乳則是藉由把某部位不需要的脂肪移到乳房，讓乳房真的重新長大，就像再度回春到青春期發育一樣，真實變大變美。而原本囤積過多脂肪的部位，被抽取脂肪後也能修剪身材，一個手術讓兩個地方同時變得更好更有曲線，可謂是「雙贏」好處多多，不少民眾做完後都感覺神奇驚呼：「根本變魔術 Magic ！」

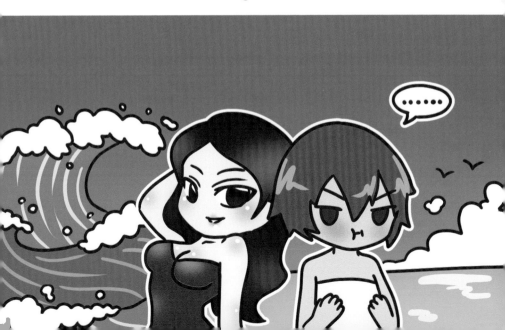

自體脂肪隆乳五步驟

　　自體脂肪隆乳，通常是把民眾腰腹或大腿等局部脂肪堆積處較多的脂肪取出來，轉移到民眾的乳房裡，讓民眾原本的脂肪細胞換個地方繼續健康成長。

　　手術步驟包含：「畫、醉、抽、純、植」五步驟：

一、畫線雕琢

　　腰腹、大腿等部位經常是局部脂肪堆積比較多的區域，因此也是我在做自體脂肪隆乳時最常取材的部位。我會根據民眾的期待目標和改善訴求，再依個人不同的體態和實際脂肪分布的情況來做評估，為其量身打造客製化的抽脂畫線雕琢，就像是畫一張油畫的草稿，或是施工建築的藍圖。

二、消毒麻醉

　　畫線雕琢完之後，接著會進入手術室進行全身完整消毒，然後進行麻醉。

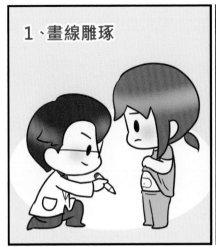

1、畫線雕琢

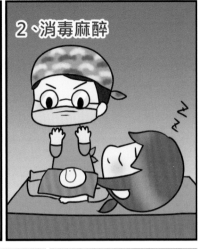

2、消毒麻醉

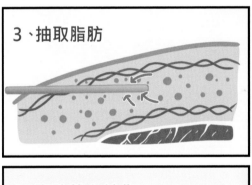

3、抽取脂肪

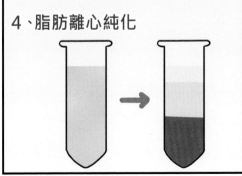

4、脂肪離心純化

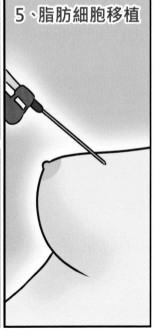

5、脂肪細胞移植

自體脂肪手術時我大多是採用「舒眠麻醉」，就像讓妳舒服睡上一覺，是一種強度恰到好處的鎮定麻醉，術中無痛感，術後也較好恢復。

三、抽取脂肪

在術前已經畫線設計好的脂肪區塊做微小切口，注入腫脹液來潤滑分離脂肪細胞，約等 10 分鐘後就可以開始準備抽脂了。

抽脂屬於全盲視手術，也就是說，醫師的眼睛無法看到術區內部的情況，在手術中，醫師拿著抽脂針的手就是醫師的「眼睛」，因此該抽多深、抽多少，全憑醫師的專業判斷、臨床手感和行醫經驗。

和一般手術不同的是，抽脂並不是要清除不好的東西，而是要將活的脂肪細胞移到需要之處，並同時美化原來脂肪過度堆積的部位，技術好的醫師通常可以讓脂肪抽取區術後比較不會凹凸不平。

四、脂肪離心純化

通過抽脂針以負壓方式把脂肪吸取出來後，要接著進行「分離」與「純化萃取」的關鍵步驟。

抽脂針從身體裡吸取出來的不僅是脂肪細胞，其中還混合著腫脹液、游離脂質等物質，這些抽取物要透過專業離心處理後，脂肪細胞就可以被完整分離出來，成為自體脂肪隆乳所需要的高純度的完整脂肪細胞。

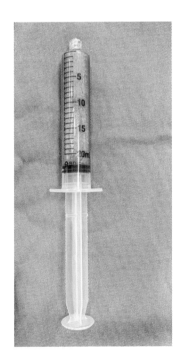

這是剛抽完的脂肪原汁，裡面有豐富的優質脂肪細胞和一些雜質。

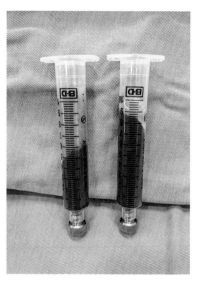

　　把脂肪原汁離心，轉變為上下兩層分離的脂肪細胞與其他物質。

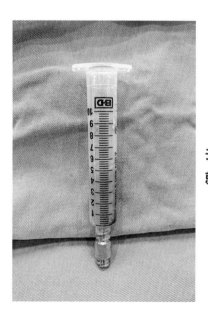

　　然後我們會把多餘的液體去除掉變成精純的脂肪細胞，就可以好好利用了。

五、脂肪細胞移植

　　接下來的重點就是要靠「脂肪槍」把純化後的脂肪細胞相當有技巧的分層次均勻地注射到乳房內，在做自體脂肪隆乳時只需要大概 5 公厘 (mm) 左右的極小切口，縫好癒合後幾乎不留痕跡。若是假體植入式豐胸切口就不容易做這麼小。

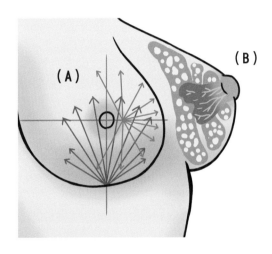

（A）多層次、多隧道均勻注入脂肪細胞。
（B）乳房結構側面示意圖，能看出乳房的多層次結
　　　構。

脂肪槍的發明

　　我的手術常用「脂肪槍」來協助完成手術，脂肪槍全名是「精微自體脂肪移植槍（MAFT-GUN®）」，它是一個傑出厲害的發明，脂肪槍是由整形外科的厲害前輩「林才民醫學博士」所發明，林才民院長花費多年的心血設計打造出這把脂肪槍，讓整形外科用於醫學美容的技術邁進了一個很大的里程碑。

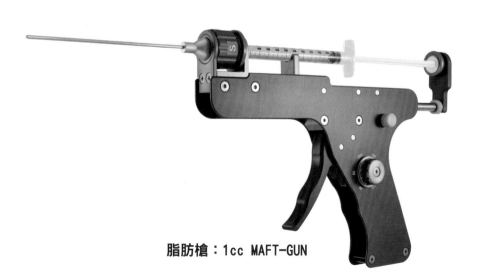

脂肪槍：1cc MAFT-GUN

脂肪槍的好處

　　脂肪槍可以把脂肪做非常少量的輸出，所以你可以發現它在擊發的時候，那個脂肪就好像子彈一樣，你可以把它視為農夫在種田，我們在插秧的過程當中，秧苗一定是一個一個一個插進去，而且中間會間隔一些距離，讓它有足夠的血液循環讓脂肪存活下來，如此一來，妥善施打後就比較不容易形成一個大團塊，造成脂肪細胞容易因為血液供給不足而壞死。

　　脂肪槍可以避免掉醫師因為手感的問題，打得太大顆或太小顆的狀況出現，發生鈣化或者硬塊、囊腫、囊泡的情況也隨之下降，所以我利用脂肪槍可以提高存活率，同時降低併發症。

　　當然，工具不分絕對的好或壞，只要醫師用的順手都是好工具。多年來，我持續用脂肪槍來進行手術，術後的效果、復原速度和民眾反應都很不錯。

自體脂肪隆乳能變大多少？

許多女性會問，自體脂肪隆乳的效果能增大多少罩杯？隆乳的效果取決於自體脂肪細胞填充的數量和技術，要提高自體脂肪細胞存活率的關鍵有兩點：

1. 移植所用脂肪細胞的完整性，這要仰賴執行醫師的抽脂技術和純化技術。

2. 良好的脂肪細胞存活環境，跟醫師和民眾都有相關。

先說民眾相關的部分。體質容易發胖的民眾，其實填充後脂肪的存活率效果比較好。而偏瘦又吃不胖的民眾，本身身體環境不容易讓脂肪細胞生長，所以效果可能較不明顯。

另外每位民眾本身的乳房可容納的脂肪量不同，可注射的脂肪量越多，移植後乳房變大的效果就會越好。在我們臨床經驗中，Ａ罩杯以下的女性，做單次自體脂肪隆乳效果大約是增長一個罩杯左右。此類民眾通常需要做兩次以上手術，第一次自體脂肪隆乳手術起的是改善乳房內

環境的作用，以便為下次被移植進來的脂肪細胞準備良好的存活環境。

　　至於醫師部分的影響因素，脂肪細胞的存活需要依靠血管網的營養供給，如果不了解血管的分布，以為移植得越多越好，通常術後效果不會太好。如果一次注射過量脂肪細胞進入乳房，就會形成大量脂肪堆積擁擠，部分脂肪細胞無法附著於血管，便無法吸取細胞生存所需的營養供應，導致脂肪液化，可能會出現併發症問題。

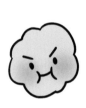

注射大顆粒脂肪

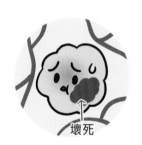

血液循環不良
導致中心壞死

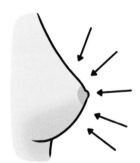

大部分的脂肪被吸收，
存活率低

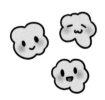

注射小顆粒脂肪

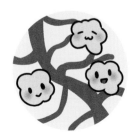

良好的血液循環

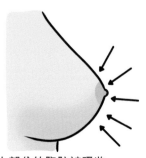

小部分的脂肪被吸收，
存活率高

自體脂肪隆乳切記不能過量或是過度集中，脂肪細胞被移植進入乳房後需要附著於血管上並建立血管新生週期，術後效果要穩定通常需要三個月以上。自體脂肪隆乳需要耐心等待完全恢復，寧可少量多次來進行移植手術，效果才會更好。

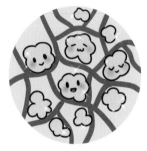

移植脂肪顆粒小。
與血管接觸面積大。

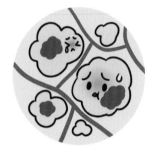

注射顆粒大、顆粒不均。
容易造成中心性壞死。

術後護理怎麼做才好？

　　除了一般外科手術護理步驟之外，自體脂肪隆乳的術後護理特別要注意以下幾點。

一、戒菸

　　吸菸對於人體的危害很大，重建中的乳房環境也會有影響，脂肪移植術後最好把菸戒掉。

二、降低健身強度

　　做了自體脂肪隆乳手術後，在恢復期內針對胸部的過度健身，可能會導致移植在乳房的脂肪細胞剛剛建立的血液循環被破壞，或者還來不及獲得營養就凋亡了。因此術後一個月可以稍微進行輕度的有氧運動，特別針對胸部的健身活動或是無氧運動則建議要在術後至少三個月之後才可以進行。

三、暫停減肥

脂肪細胞的存活需要依靠血管網的營養供給，脂肪細胞注射到人體後建立血液循環到存活下來需要一個時程，如果這時候營養供給不足是不利於脂肪細胞存活的。因此術後恢復期內不要減肥，待完全恢復、效果穩定後，注射到乳房內的脂肪細胞已經建立正常的血液循環，此時才可以適度減肥。

四、不穿有鋼圈的塑型內衣

進行自體脂肪隆乳手術時，醫師會順便對胸形進行調整，通常術後胸形是飽滿堅挺的，術後一個月內盡量不要穿有鋼圈的塑形內衣，以免壓迫到胸部影響脂肪細胞存活造成胸形變形。

自體脂肪隆乳手術是目前醫界效果很好，也風險較低的豐胸術式，希望藉由我的分享和介紹，能讓大家更了解這個手術。

抽脂補胸手術可能脂肪鈣化？

關於抽脂補胸手術，我們用的機器都是威塑，施打的方式都是脂肪槍施打，抽脂補胸手術其實是把不恰當的脂肪，循環再生成為塑型脂肪的手術，可說是一石二鳥，好處多多。

我們可以先從女生的胸部解剖學來看。女生的胸部中間是乳腺，旁邊是脂肪，旁邊當然就是各位可以碰到軟軟的脂肪墊，那中間這個乳腺就是未來要餵養小朋友喝奶時候的乳腺。我們在補脂的時候，不會去碰觸到你的乳腺，而是往你原本有脂肪的地方再輸出脂肪，然後試圖讓它在你原本有脂肪的地方存活下來。

以往的補脂針，就是現在市面主流的作法，打進去的球體都太大顆，因為人體是 3D 的，這些打進去的球體四周雖然有血液循環，但球體中心沒有辦法獲得好的血液循環，最後容易產生細胞凋亡或鈣化，這些都不是好的結果。為了摒除這種不好的結果，我們可以藉由脂肪槍把這些脂肪細胞比較小顆小顆的打進去，每一個小球體都可以

在四周得到充分的血液循環，建立好血液循環，這些脂肪

才可以好好的活在你的胸部裡。

補胸的傷口

補胸會在乳暈邊緣做一個小小的切口進入，每一個小切口都跟半個指甲蓋一樣大，因為乳暈有先天色素沉澱，所以切口不太容易被發現。

這三個小切口我們要如何施打呢？首先，乳下緣這個小切口是用來鋪一個深層的脂肪墊，各位可以想像，你的胸部好像一個包子一樣，中間的包子餡是你的乳腺，旁邊的包子皮就是你的胸部的脂肪，也就是脂肪墊包裹著你的乳腺，我們不可能只施打深層，一定是整個立體的包子，就是你的脂肪全部都去施打，所以從乳下緣是可以打到深層的脂肪墊，從乳暈的兩側就可以打到淺層的脂肪墊。

有些女生追求的是胸部要有乳溝。在有的人上胸比較沒肉的情況下，藉由淺層的施打脂肪可以讓乳房的上胸和中間都變得比較豐滿，我目前這樣做，胸部的渾圓飽滿度都有不錯的結果。

自體脂肪隆乳常見 QA

　　抽脂補胸這個手術，事實上就是把脂肪從大腿或腰腹抽出來後，經過離心純化的手續，回填到你的胸部裡面去。那這個回填的過程其實相當繁雜，當然大家都會有很多的猜測跟疑問，我就彙整一些常見的問題為大家解答。

Q1：一次可以增加多少罩杯？

　　手術後能增加多少罩杯是非常多女性想問的問題。這答案其實相當「現實」，為什麼說是現實呢？因為這取決於原本胸部的大小，如果原本胸部越有底子，脂肪細胞的留存率當然會越好。

　　我們打進去的脂肪是被安置在原本胸部的脂肪當中，如果把胸部依照大小分成「平房」或「透天厝」等，原本胸部越大，裡面脂肪的房間越多，住進去的房客就越舒服，它就越容易地留存下來。如果原本是眷村的矮房子，它留存下來的機率就比較不高。

　　我自己的臨床經驗統整是，如果原本是 A 罩杯，你大

概可以留存一個罩杯左右的脂肪細胞，如果你原來就有 B 罩杯、C 罩杯、D 罩杯，留存率差不多就是 1.5 個罩杯左右，所以你不妨看你現在胸部的大小，就可以預測抽脂隆乳手術的效果。

可是我必須要提醒，這只是依我個人的手術經驗和方式而定，並不一定適用於所有人的抽脂補胸手術。

Q2：可以一次打很多脂肪進去嗎？

許多人心中會想：「今天都來做這手術了，就請醫師幫我打越多越好，然後一次乳房變大好幾個罩杯最好。」

但實際上是不行，因為每一次能夠存活下來的脂肪細胞數量是固定的，就如同剛剛的理論一樣，你的胸部其實是一間房子，它能夠住多少人是固定的，你塞越多人進去，大家也是擠在裡面動彈不得，最後就是擠死。胸部無限制地把脂肪打進去，它在裡面會血液循環不良、壓力增高、互相推擠等因素，最後只會凋亡消失，所以你不管打多少進去，它會存活下來的數量都會差不多。

我個人經過這些抽脂補胸手術，自己做了一些小小的統計，我們打進去差不多 320 到 360 毫升 (cc)，這個會有最好的存活率，所以我現在大概都是這樣子做為主。

Q3：做完胸部會變小「消風」嗎？

網路上流傳做完抽脂補胸後都會有消風的情況，這是為什麼呢？

因為打進去的這些脂肪細胞，會有一個存活率的問題，一般來說存活率約六到七成，國際醫療統計結果也是如此，因為人體有一個正常耐受程度的上限，其他三到四成是被吸收的，所以你好像會覺得在手術完成後，到最後復原驗收成果的過程，胸部一直在變小，但這本來就是正常的，而活下來的脂肪會是永久存在，這才是自然又健康的變美。

另外，我們在注射的時候，就跟你其他的組織受傷一樣，會水腫、會發炎，所以你胸部會稍微鼓脹起來，在這個休息的兩、三個月期間，這些水腫也會慢慢地退掉，加

上存活率，你就會覺得消得滿多，甚至少了一半，可是妥善的打 320 到 360 毫升 (cc) 進去的時候，一樣還是可以到 1.5 個罩杯左右。

當然我補充一點，其實說實在的，手術有人做得好，一定有人做得不好，抽脂補胸是一個繁雜的手術，抽要好好抽，離心純化要懂得關鍵，打進去有很多脂肪存活率的眉角要知道，有一個地方環節出了問題，有可能一點脂肪都存活不下來，全部都被吸收了，也是有可能的，所以網路上也有人說，打了一年以後全部都不見，我相信這是有可能的，所以各位一定要慎選醫師就是因為這樣。

Q4: 做完多久之後會定型？

其實我認為一個月的時候差不多型就已經出來了。一個月的時候，其實對於脂肪來說，該留存的都已經留存了，該吸收的已經吸收了，為什麼我們等三個月呢？其實是抓一個保險值，就是到三個月你身體的連最後一絲的水腫都慢慢地退掉了，那個型才是最終的型。可是胸部的存活差不多抓一個月，就差不多完全存活下來了。

Q5：可以自己決定胸部形狀嗎？

答案是不行的，我們在做自體補胸的時候，其實是把原本的胸部做等量的擴張，等量的擴張是什麼呢？你今天有一個小包子，我們把它變成大包子，類似這樣子。事實上我們抽脂補胸完的結果，就很像你月經前胸部會變大的感覺。但我補充一點，假使有一些些的大小胸，或者是你上胸比較空，你可以跟醫師討論，我們基本上是不會把你變成一個怪異的胸部形狀，但是如果你有缺上胸，我們會集中一些脂肪，再把這個上胸給打理好，把這些缺陷補起來。

Q6：抽脂補胸傷口會在哪裡？

傷口可能每個醫師都不一樣。我們開一個在乳下緣的差不多四點鐘方向，然後乳暈旁邊兩個，每一個抽脂孔、補脂孔，都差不多 2-3 公厘 (mm)，非常地小，因為你的乳下緣，會被你的乳房皺褶給壓著，所以是看不太出來的。乳暈旁邊的兩個，因為乳暈都會有自然的色素沉澱，

所以在乳暈旁邊兩個地方，也都看不出來。

Q7：手術完會痛嗎？

其實手術完，說實在的，你的所有的注意力都被吸到抽脂的那個地方去了，例如說你抽大腿、抽肚子，其實真正不舒服的都是這些地方，胸部倒是還好。胸部會有一點脹脹的感覺，會鼓鼓的，會有壓迫感，可是痛感比較沒有。然而，一旦有壓迫力產生，例如去壓你的胸部，可能會隱隱地作痛，可是基本上痛不是最主要的不舒服的感覺。所以各位可以放心，胸部不太會有感覺。

Q8：做完手術需要按摩嗎？

做完手術我個人建議是不用按摩，為什麼呢？其實脂肪打進去時是一個很脆弱的幼苗，我們不希望你給它過多的介入，我們都聽過一個成語「揠苗助長」，它就好好地被安置在那邊，你都不用管它，也不用冷敷，不用熱敷，不用按摩，它就可以長得很好。萬一你求好心切，又給它

冷，又給它熱，一直做溫度的轉換，又給它推，又給它揉，做一些你所謂的按摩，事實上都是對脂肪不好的環境，反而會讓它的存活率下降。

Q9：手術前要做什麼檢查嗎？

手術我們會用「舒眠麻醉」讓你睡著後完成，基本的術前檢查包括血液檢查（例如說肝功能、腎功能、血色素等），這些報告我們會拿給麻醉科醫師看評估麻醉風險。

另外可以做乳房超音波檢查，知道你術前的乳房狀況，本來如果有些腺瘤或囊腫也沒關係，手術不會產生不好的東西（例如說惡性腫瘤），我們希望女生可以先知道自己胸部的狀況，未來在追蹤時至少有一個原本的檢查報告根據可以參考對照。

Q10：脂肪鈣化會增加致癌的風險嗎？

打進去的這些脂肪，如果它凋亡了，正常來說是會被吸收掉，可是凋亡的另外一個途徑就是會被身體當作是外

來異物，被免疫系統中的白血球、巨噬細胞和纖維細胞包裹住，久了以後它就會硬掉產生鈣化點，這些鈣化點如果太大摸得出來，如果它很小的話，基本上就看不太出來也摸不出來。

抽脂補胸手術，偶爾會有些鈣化點是難免，如果去做乳房超音波檢查，大概都是像一顆小沙粒這麼小，所以對身體是不會有危害的。

有的人會想問，做完抽脂補胸手術，這麼多脂肪進去了，會不會產生癌症？

許多國際醫學研究與期刊都可以證明：「不會。」

台灣脂肪移植已經盛行十幾年了，歐美國家又比我們台灣早許多年開始，國內外都已經做了許多的調查分析跟研究實驗，證實這些脂肪進去的時候，不會增加罹癌的風險，所以各位可以放心。

Q11：做完有硬塊要怎麼處理？

若有硬塊產生，其實是比較不好處理的。你要拿出來

就必須要開刀，或者用一些抽吸方式才能把這些囊泡或腫塊移除，所以我要跟各位講就是「預防勝於治療」，我們從一開始就要打得比較分散，避免聚集在同一點以致日後產生硬塊，這些方式可以減低產生硬塊的機率。所以我為什麼一直倡導用脂肪槍，去把它打得很分散，目的就是避免這些囊泡跟硬塊的產生。

Q12：做完會不會影響哺乳功能？

做完會不會影響哺乳功能？其實是不會的，為什麼呢？你可以把這個乳腺，想成一個包子的內餡，然後旁邊的脂肪是，白色包子的包子皮，我們在施打的時候，只會往旁邊的這些脂肪去打，也就是說我們都把這些脂肪打在包子皮的地方，中間的包子餡——乳腺部分，我們是完全不會去碰到的。脂肪只會跟脂肪待在一起，乳腺裡面不會有你的脂肪。基於這個論點，你未來在分泌乳汁餵養小朋友的時候，自然不會有任何的影響。

Q12：做完老了會下垂嗎？

　　女性老化過程中皮膚和韌帶自然會變比較鬆弛，脂肪細胞也會流失，所以一定多少會下垂，可是這個下垂是自然老化過程，不是抽脂補胸手術造成。

　　事實上，反而開始老化下垂的，可以利用補脂肪讓它改善。因為老化下垂主要是脂肪細胞流失和韌帶鬆弛，脂肪的流失就能利用填脂幫你把這個胸部重新變得堅挺起來。有些產後媽媽的乳房下垂，也可以利用抽脂補胸改善。

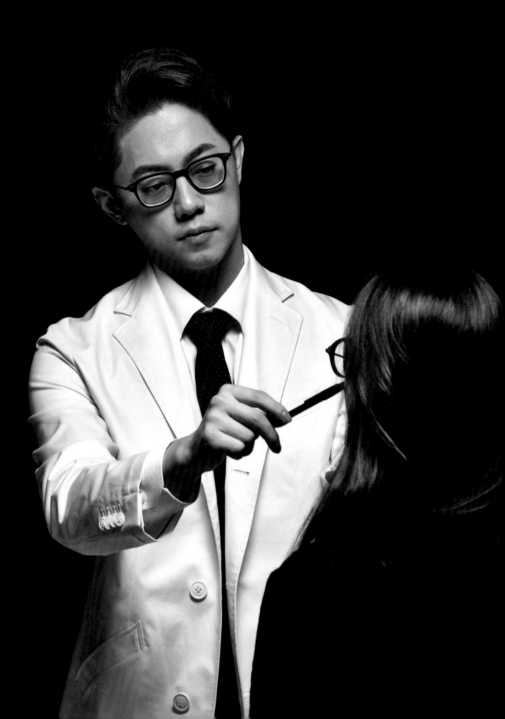

眼袋精巧整型
眼神更顯風情

- 理解眼袋、淚溝和臥蠶

- 為何會有眼袋？

- 該選擇哪種眼袋手術？

- 周氏眼袋手術的步驟

- 消除眼袋的偏方？

- 眼袋手術常見 QA

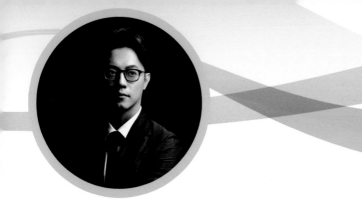

理解眼袋、淚溝和臥蠶

門診時常有人問我:「醫師幫我看一下眼睛下面出了什麼問題,為什麼總是看起來沒睡飽有黑眼圈?」

也有遇過許多人「眼袋」和「臥蠶」分不清楚,開始講眼袋整形前,我們要先教大家一些解剖學的概念,來理解眼袋(Eye bag)和淚溝(Tear trough)兩者的不同。

眼袋

眼袋其實是眼睛下面的一塊「脂肪墊」,它外面有一層隔膜,還有皮膚包裹著,但是隨著時間跟壓力,還有遺傳構造的不同,它會慢慢的從裡面到外面擠出來形成眼袋的結構。

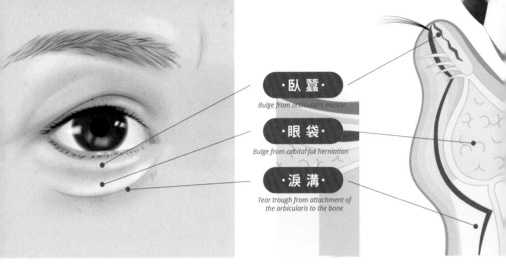

·臥蠶·
Bulge from orbicularis muscle

·眼袋·
Bulge from orbital fat herniation

·淚溝·
Tear trough from attachment of
the orbicularis to the bone

淚溝

　　淚溝其實就是眼下的一條「韌帶」，它會緊緊地抓在骨頭上，目的就是把蘋果肌（臉頰）牢牢地固定在你的臉上，因為它是韌帶，所以它會凹陷進去，那一個凸一個凹，就形成我們現在常常講的「眼袋—淚溝」這種結構，看起來也特別疲勞，比較不好看。

臥蠶

　　臥蠶其實是我們眼睛的一塊「肌肉」，屬於眼輪匝肌（Orbicularis oculi muscle）的一部分，會跟著我們的

表情和動作而改變，所以為什麼我們笑起來的時候，眼輪匝肌就會跑出來，你的臥蠶也會跑出來，不笑的時候，它又縮回去，因為它是肌肉的一部分。

了解結構之後，那你可能會有疑問：「我要怎麼知道自己是屬於哪一種類型呢？」

這裡教大家一個簡單判斷的方法：你可以在家裡對著鏡子做表情，如果在你笑的時候會跑出來的，就是臥蠶，相反的，如果不笑它也掛在那邊，而且有個垂墜感凸凸的，那應該就是眼袋了。

另一個辨別的方法是，如果它有微禿、散拖出來的感覺，那就是眼袋；如果是純粹的凹陷，那就是淚溝。當然，偶爾也會有合併出現的狀況。

為何會有眼袋？

　　基本上，眼袋形成的原因可以分成三種：老化、遺傳、作息。

老化

　　當我們漸漸變老，我們眼睛下方的膈膜與皮膚便會漸漸地鬆弛，眼袋就慢慢地出現了。

遺傳

　　遺傳是眼袋形成的最主要因素。不要認為自己還年輕就不會產生眼袋，如果雙親都有眼袋的問題，你會發生眼袋的機率是非常高的。若是遺傳缺陷導致淚溝或者蘋果肌的脂肪墊比較鬆散、比較缺乏，便會加深你的淚溝與眼袋的形成的機率。

作息

　　有的人會問，「我每次沒睡好的時候，眼袋就特別嚴重，這是什麼原因呢？」原因很簡單，人一旦沒睡好就會

出現水腫的狀況，眼袋自然也會隨之水腫，但這並不表示有了充足的睡眠後，眼袋就會不見，因為眼袋其實是一種器質性的缺陷，一旦疝脫出來，就無法想要它縮回去就縮回去。

當作息不好時，眼睛周遭的血液循環會變得比較遲滯，嚴重影響眼周的循環，暗沉也好，黑眼圈也好，甚至眼袋的形成，自然就有更高的發生率。

眼袋要怎麼處理才能完全改善呢？當然就是要找我們這些專業的醫師來幫忙處理。

該選擇哪種眼袋手術？

　　一般來說，眼袋手術分「內開」、「外開」，以及「眼袋的轉位」三種。

　　還記得我們前面才說過，眼袋是眼睛下面一塊脂肪墊，它會隨著時間慢慢地從我們的眼睛下面膨出來，而外面的膈膜、肌肉、皮膚則會隨著眼袋的膨出而漸漸地鬆弛。此外，眼睛的下方還有一條淚溝，它其實是一條固定在骨頭上的韌帶組織，是凹進去的。我們在講眼袋的時候，一定不能夠忽略掉淚溝，它與我們決定用什麼方式處理眼袋是息息相關的。

　　由於眼袋是凸，淚溝是凹，一次手術要同時解決又凸又凹的問題，第一種作法就是「把凸的東西取出，把凹的東西做填充」，第二種作法是「把凸的地方直接拉去凹的地方補」。

　　第一種作法就是把眼袋拿掉，把淚溝做填補，其又分成兩大類手術方式，一種是「內開」，另一種是「外開」，兩者差別在於切入點的位置不同。

內開

「眼袋內開手術」是從眼瞼裡面切進去，它最大的優點是不會在臉上留下任何疤痕，所以這個手術又被稱作「無痕眼袋」或是「隱痕眼袋」。

至於補脂，也是從顴骨開一個像抽血般的小針口來補，癒合後就像一個小痘疤，過一陣子就會消失不見，因此，這種「完全恢復，不留痕跡」的眼袋手術接受度頗高。

內開步驟：

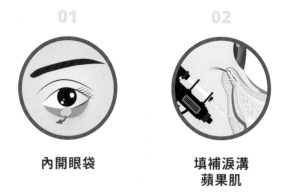

01 內開眼袋

02 填補淚溝 蘋果肌

外開

　　「眼袋外開手術」是從外層的皮膚切進去，會經過皮膚、眼輪匝肌、膈膜、眼袋，雖然最後也是可以把眼袋處理完，但很有可能會衍生出一個很嚴重的問題——有「外翻」的機率。因為手術破壞了眼輪匝肌，眼輪匝肌在癒合的過程之中，有可能出現比較嚴重的結疤反應或是發炎反應，眼睛就會慢慢地往外翻，這也是這類手術必須極力避免的。

內開配上外修皮

　　我目前通常作法是「內開配上外修皮手術」，這樣可以克服眼袋拿掉後皮膚可能會鬆弛的問題。

　　內開配上外修皮步驟：

01

02

03

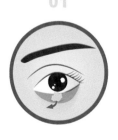

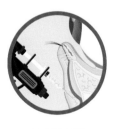

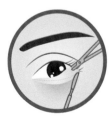

內開眼袋

填補淚溝
蘋果肌

修整皮膚

然而，不管是內開或外開手術，一旦把眼袋拿掉，眼睛下方的淚溝跟蘋果肌會比你想像中來的凹，這是因為我們的眼皮很薄，有眼袋的時候，感覺沒有那麼凹，一旦拿掉眼袋，凹陷的狀況就變得十分明顯，這時就要從肚子或大腿內側取一點點脂肪過來，做一些適當的填補就是必須的了。

　　至於「眼袋轉位」，就是把凸的眼袋藉由一種不可吸收線的縫合固定與結疤反應，讓它固定在凹陷的淚溝處，可是萬一在未來的日子裡有任何摩擦或老化退化，結構可能會鬆脫，這個好不容易才處理好的眼袋問題就會復發了。

　　因此，我個人比較不傾向這種無法一勞永逸的手術方式。當然這並不代表這種手術方式不好。不同的手術方式沒有絕對的好或壞，只要醫師熟練做得好、做得全面，就會是一個好手術，只是不同的醫師有各自不同的想法與理由，進而做出不同的選擇而已。

如果你有眼袋的問題，最好的方式還是要找一位合格專業的醫師來幫你好好評估，選擇最有效果的手術方式。

周氏眼袋手術的步驟

　　首先，我想請大家先想想，如果要做眼袋手術，你最在意的點是什麼呢？

　　第一：是否留疤？

　　第二：是否會痛？

　　第三：術後效果如何？

　　常有人問，「我的年紀這麼輕，是不是只需要內開？」或者是「我的年紀很大了，是不是只能外開呢？」「我雖然很想要開眼袋，可是我又怕留疤，醫師你給我一個答案，到底我要用什麼方式來處理眼袋呢？」......

　　這裡，我們先來了解一下，所謂的「周氏眼袋手術」要怎麼開？這種手術方式又有什麼獨特的地方吧。

　　基本上，「周氏眼袋手術」分成三個步驟：

一、取出眼袋

　　先處理眼袋的部分，以內開的方式進行，也就是從眼

瞼內切半公分的小傷口進入膈膜把眼袋拿掉，接著把膈膜做個折疊，反縫在鼓膜上面，如此一來，膈膜就會變得非常緊，也可以阻止眼袋的復發。

就如同前面我們說過的，眼袋處理完後，連到淚溝的地方就會變得更凹，所以接下來要處理凹的部分，這個部分我們就會用「填脂」的方式來處理掉。

二、填脂

「填脂」，就是從你的肚子的周圍拿一點點的脂肪⋯⋯各位不用擔心，這個跟傳統的抽脂不太一樣，我們只從肚臍取個幾 cc 脂肪，把它回填到臉上。這個步驟還可以解決掉淚溝型的黑眼圈。

一般來說，我們淚溝都會凹進去，上面是眼袋，下面是淚溝，因為眼袋凸、淚溝凹，一旦光線從上面照下來，就會在淚溝這邊形成小小的陰影，這就是所謂的「淚溝型的黑眼圈」，本質上它就是一個陰影，當我們把淚溝填平後，光線就可以射進去，淚溝型黑眼圈自然迎刃而解。

三、修整皮膚

這個步驟不一定每個人都需要，只有眼袋很大、皮膚很鬆、年紀很大的這幾種狀況才會需要「修整皮膚」。

大家可以想想看，一個本來很肥、很飽滿的眼袋被抽掉了以後，外面的皮該怎麼辦？假如我們不把這些鬆掉的皮修整好，它就會垂在那邊，這豈不是比原來飽滿的眼袋還在時更不美了嗎？

你可能會想問：「那為什麼不用傳統的外開就可以了呢？」

傳統的外開手術，從皮膚、肌肉、膈膜，一直到眼袋，一連串的都打通了，眼輪匝肌若結疤得太厲害，或者皮膚和肌肉拿掉太多，就會有外翻風險，對容貌或生活的影響實在太巨大了。

所以我們的眼袋一律都是用內開去拿掉，外面多餘的皮膚，是用修整皮膚的方式把它修掉，這樣子一內一外，不會碰到中間這個眼輪匝肌，整個眼周的結構是完整的，癒合時就比較不會有外翻這種風險。

我不敢說我這一輩子都不會遇到外翻案例，可是至少做到目前的紀錄都保持良好。

　　所以你問我做不做外開？不做！可是我一樣可以把你非常老化的眼袋給處理好。

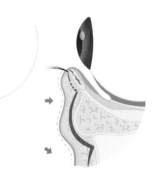

步驟 1：評估眼袋分級

　　醫師會先評估臉上軟組織有無缺損不足，是否有眼袋，以及皮膚是否鬆弛。

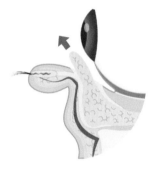

步驟 2：移除下眼瞼脂肪

　　從結膜內一個一公分小傷口，切開眼眶筋膜將眼袋內多餘脂肪移除。剩下的眼袋平均回推，縫合後外側看不到傷口。

步驟 3：改善凹陷問題

　　內開眼袋手術時，傳統手袋手術會把眼袋脂肪拿掉，可能會導致凹陷狀況，太凹的眼袋和淚溝會顯得憔悴沒精神。

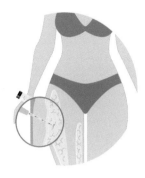

步驟 4：使用自體脂肪

　　醫師會抽取肚子或大腿的部分脂肪，作為填補凹陷處，自體脂肪是天然自身填充物，安全持久少負擔。

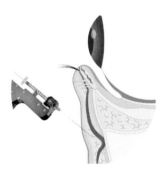

步驟 5：填補淚溝蘋果肌

　　用脂肪槍填補淚溝和蘋果肌，不僅眼袋不見了，臥蠶也可以保留，讓人看起來飽滿有活力。

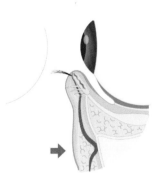

步驟 6：同時改善臉部凹陷

　　填補脂肪使得皮下變飽滿，皺紋因此變少，臉部也得到額外拉提效果。

消除眼袋的偏方？

　　網路上有關「消除眼袋」的方法著實不少，前幾名霸榜的就有抹藥、冷熱敷、運動、按摩......等，你可能會好奇，這些「非手術」的方法究竟有沒有用？今天我就以一位整型外科醫師的身分，來為大家分析一下，看看這些方法對眼袋的消除究竟有沒有效果？

　　我們簡單地把這些方法分成四大類：

一、塗抹類

　　常見的眼霜、眼袋藥膏，或者是我們常聽的一些水果、面膜等，都屬於這一類。這些化妝品類或者是精華液類，最多能滲到表皮或真皮層，改善皮膚粗糙的問題，但對處在表皮、真皮、皮下組織，還有膈膜、肌肉之下的眼袋，能產生的改善作用是很有限的。

二、冷敷、熱敷

　　冷敷、熱敷確實可以改善或緩解症狀，但要特別注意

的是，冷敷、熱敷是利用溫度來改變血管的通透度，冰敷時血管會收縮，熱敷時血管會擴張，對眼周有疲勞或者腫脹的狀況可能可以得到初步的緩解，但是同樣的道理，眼袋是在很後面的層次，所以緩解眼睛的不舒服感或是腫脹感，事實上只能治標而不治本，眼袋本身還是存在的，並不會因為冷敷或熱敷而消失。

三、按摩

不論哪一種方式的按摩也只是舒緩眼周的淋巴，或是促進血液循環，其原理和冷、熱敷很相近，或許會讓眼睛的疲勞度下降，眼袋看起來似乎也有減輕一點，可是追根究柢來說，這些行為都不可能根治眼袋，頂多只能減輕眼睛的疲勞，對眼袋的幫助可說是微乎其微。

四、動眼訓練

也可以說是肌肉訓練。訓練眼周的肌肉，讓它比較緊實、比較緊繃，就能改善眼袋嗎？這個問題沒有標準答

案。試著想想，我們每天張眼閉眼這麼多次，照理說，動眼的肌肉應該早就被我們訓練得很強壯了，為什麼還是有眼袋呢？但要說完全沒有用，也不盡然，對眼周肌肉比較脆弱、萎縮，靠著經常做張眼閉眼的訓練，或許可以矯正原本較脆弱的肌肉，減少眼袋的發生，然而，大多數人的眼袋並不是因為眼周的肌肉脆弱而形成的，所以我覺得這個部分其實我是持比較保留的態度。

眼袋手術常見 QA

　　這裡收錄了 14 個關於眼袋手術臨床上最常被問的問題，相信大家看完後，會更了解眼袋手術。

Q1：眼袋手術做完後還會再復發嗎？

　　眼袋手術的方式非常多，有的手術會復發，有的手術不會復發，因此，會不會復發，取決於你選擇了哪一種手術方式。以我現在所施行的手術方式，則是比較偏向不會復發的那一類，為什麼呢，因為我們是直接把眼袋拿掉，既然眼袋已經不存在，又怎麼會有復發的問題呢。

Q2：如何麻醉？

　　我們所採取的麻醉的方式是「舒眠麻醉」，這和大家聽過的無痛胃鏡、無痛大腸鏡及大多數美容手術相同。

　　在手術日當天，進到手術室後，會由麻醉專科醫師為你注射麻醉藥，之後就會進入沉睡狀態，直到手術結束。

　　以眼袋手術來說，手術時間大約一個半小時，醒來

後，臉部除了可能會有些熱脹緊繃的感覺外，幾乎是不太會痛的。

Q3：手術需要多少時間？

手術差不多需要一個半小時左右，但如果是內開加上外修皮，可能就需要兩個小時左右，若是再加上術前準備，以及術後的休息時間，一場眼袋手術大概會需要三、四個小時。

Q4：補脂的傷口在哪裡？

為了方便脂肪槍進去注射脂肪，補脂的傷口通常會在兩個顴骨的地方。

這個傷口是用我們平常抽血時用的小針戳出來，因為位於顴骨處，不論是要打淚溝、蘋果肌或是法令紋，都十分方便，而且，這個小針口癒合相當好，即便是有好的癒合，我還是會把它縫起來，並貼上痘痘貼，就算痘痘貼掉了，也不用擔心太顯眼。

Q5：每一種眼袋手術都要補脂嗎？

在我的專業裡，不論哪一種眼袋手術都需要補脂，或許其他醫師有不同的作法，但我處理的凹陷——淚溝的凹陷、眼袋的凹陷，或是本來蘋果肌就比較塌陷，我們都可以用補脂來克服。

所以，眼袋內開，加上補脂肪，這其實是一個完整的療程，不可分割的，若要問我，「周醫師，我只想要眼袋，不想要補脂。可以嗎？」我的答案很簡單：「這是沒有辦法的。」

Q6：抽脂是從哪裡抽？

我習慣從肚臍「取材」，抽取肚臍周圍的脂肪，徜若遇到十分瘦，肚子沒有脂肪的人，我就會從大腿內側來抽出所需的脂肪。由於補脂所需的脂肪並不多，因此，不論從肚子或是從大腿內側抽取脂肪，對身體都不會造成負擔，也不會感到疼痛。

Q7：手術後要請多久的假？

眼袋手術本質上是一種「眼皮的手術」，意思是這種手術會動到的是表皮、真皮，還有皮下組織，對其他的重要器官都不會有影響，即使是眼周、眼睛，或眼睛的疲勞程度也不會有影響，因此手術後第二天就去上班也是可以的。唯一有人在意的，可能就是術後的瘀青了，瘀青大約一到兩週才會退，倘若是很在意別人眼光，擔心有人會發現瘀青的話，可以向醫師反應，一起討論出最合適的休養時間。

Q8：要多久才能恢復成自然的狀態？

以我的臨床經驗來說，通常我做完手術後，會在你的眼下貼個膠帶，這個膠帶三天後就可以撕掉了，撕掉膠帶後，你可能會在眼下淚溝，或是蘋果肌的地方，發現有一點小小的因為補脂造成的瘀青，這是自然的，我事先會給你一條去瘀青的藥膏，大約擦一、兩週就退掉了。

年齡稍長的人有可能會在兩週瘀血退掉後，覺得自己

的臉有輕微的浮腫，不用太緊張，約莫兩到三週，最多一個月後就會消腫，這時，眼袋手術差不多就大功告成，變得自然好看了。

Q9：術後的護理怎麼做？

不論多小的手術，術後的護理都很重要。眼袋手術因為我們有補脂肪，所以不建議民眾冷、熱敷，也不用喝特定中藥，因為這些東西都會影響到脂肪的存活率。所以我的術後護理很簡單，當膠帶撕掉後，把我給你的退瘀血藥膏擦在瘀青上，就等瘀青退掉；另一條藥膏是負責擦眼睛裡那個內開的傷口用的，你只需要將它擠在眼睛下緣，再把眼睛眨一眨，藥膏自己就跑進眼睛裡了，術後的護理就只是這樣而已。

Q10：為什麼有的人做完眼睛很紅？

有的人做完手術後眼球都是血，那是結膜下出血，只是看起來可怕，不用太擔心。

只要是手術，就不可能完全不出血，以我自己的臨床經驗，出血的機率很低，即使有點小出血，眼睛也會幫忙吸收，只是因為眼睛有白眼球，吸收了出血後，將血色映襯出來，看起來就好像是眼睛流血一樣，事實上，它只是在幫忙周圍代謝這些陳舊的血液而已，所以不用擔心，一、兩週過去，它自然會慢慢褪去。

Q11：手術之後會痛嗎？

手術後是不太會痛的，因為我們做的是相當微創的手術，即使是補脂肪，醒來後也只會覺得臉有點熱熱繃繃的，不會痛，只要等它慢慢復原就好。

Q12：眼袋手術有沒有年齡的限制？

眼袋手術有沒有年齡的限制，和眼袋手術它會不會復發，兩個問題是有關連的。正常來說，眼袋手術如果用對方法，它復發的可能性是非常低的，換句話說，做完後幾乎可以說是一勞永逸了，然而，隨著年齡漸長，眼皮會自

然老化下垂，那又是另一個問題了。

因此，如果你現在就已經飽受眼袋問題所困擾，我的建議是「不要等」，不妨找一位你信任的醫師做諮詢，醫師若覺得已經合適做手術，就不要再拖，因為等下去的意義不大，眼袋問題一旦出現就是不可逆的，年齡越大，只會越嚴重，實在不需要讓自己一直被困擾下去。

到目前為止，我的患者最年長的有七十八歲高齡，因此，若要問我眼袋手術有沒有年齡限制，我的答案是沒有。

Q13：補上的脂肪會被吸收掉嗎？

脂肪會不會吸收掉？答案當然是「會」。脂肪本來就有一個「存活率」的問題，這也是大家最擔憂的，如果我補上去的脂肪都吸收掉了，怎麼辦呢？

其實脂肪的存活率可以控制在六成，因此，像我這樣有經驗的醫師，在補脂時，便會事先多幫你注射一點，如此一來，當吸收完成，便會是最佳狀態。

通常在術後的三到六個月，也就是第一次手術的脂肪已經穩定下來後，我們會再看一下恢復的狀況，倘若因為個人體質、術後環境、血腫比較厲害，導致脂肪吸收較多，這時我們會再抽一點點脂肪做回補，這樣子就可以解決了。

在我的臨床經驗中，會需要回補的機率並不高，二十個人中，大約只有一位，至於回補的時間也不需要太久，約二十分鐘就可以處理好了，因此不需要太擔心。

Q14：眼袋手術越貴一定越好嗎？

價錢是大家很關心的事情，但「價錢並不等於技術」，由於醫美市場競爭激烈，價格高低落差很大，從兩、三萬到十萬以上的價格都有，但我要跟大家說的是，價錢不能是唯一判斷的標準，更重要的是你必須去了解有可能即將為你施行手術的醫師，他會用什麼手術方式、他做了多少準備工夫、他的手術功力如何、他過去的手術結果是否完美等等……，這些應該都是比價錢更重要的事。

對我來說，每一場手術我都是以十二萬分的專業精神和技術來完成，不論術前的準備，還是術後的追蹤，每一個環節都很重要，而這些都不是能用價錢來衡量的。

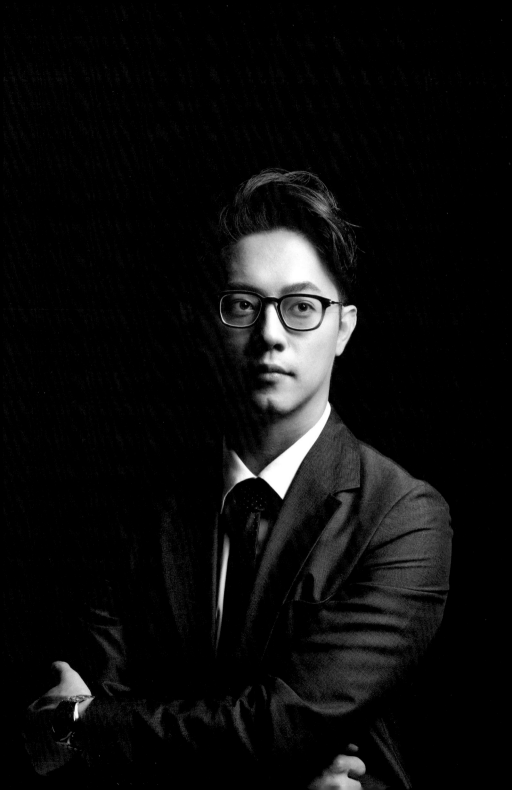

腰腹環抽平腹
後腰體雕美圖

· 腰腹環抽體雕

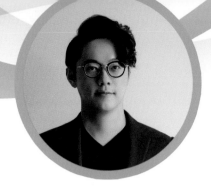

腰腹環抽體雕

這章節談到「腰腹環狀抽脂」的部分，許多人常夢想擁有模特兒般的「平腹」和「背殺」，這部分我也常被民眾諮詢。

怎麼樣才能把腰腹抽脂抽得好看？一樣我們先從了解生理結構開始，人的腰腹可以分成前側和背側，背側包含了「後腰」和「肩帶下方」等區域。前側則包括「上腹」、「下腹」，和「小腹」等區域。

背側

【後腰】

一般來說，體雕要留下一點脂肪才會好看，可是後腰這個地方例外，因為苗條的人後腰是一點脂肪都沒有的。因此一位有經驗的整形外科醫師，可以打得非常非常薄，

薄到連一點脂肪都沒有，讓你後腰的「腰大肌」曲線可以顯露出來，才能給你一個漂亮的腰部曲線，把腰臀比給凸顯出來。

【肩帶下方】

有個地方是很常被大家忽略，就是在後腰上方和肩帶下方之間，這地方的脂肪累積常被大家忽略，可是一旦穿上內衣，內衣的肩帶便會擠壓出一塊面積不小的脂肪，若是能把這塊脂肪墊拿掉，就會有漂亮的曲線了。

前側

背側部分講完了，接下來我們講前側部分，前側包括「上腹」、「下腹」，和「小腹」等區域。

前側在開始規劃時，我會先雕琢與標記，把兩條腹直肌輪廓畫出來，我會將腹直肌側的脂肪處理得非常非常薄，讓你的腰線都能完美顯露出來。

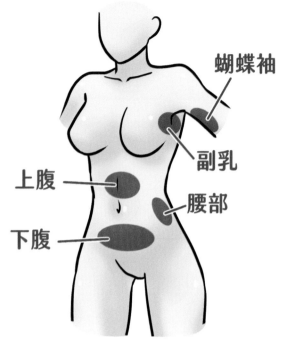

蝴蝶袖

副乳

腰部

上腹

下腹

【上腹】

上腹是從乳下緣到肚臍中間的範圍,也稱之為「胃凸」,每個人在這個部位都有不同程度的脂肪累積,不論你是不是吃太飽,只要側身時發現上腹會凸起來,這部分的脂肪比較不好處理,需要好好打理。

這地方的脂肪層不僅非常厚,也非常硬,僅靠一般手抽或是傳統抽脂的方法,往往沒辦法得到滿意的結果,我對這種非常堅硬的脂肪層,會不斷地將它乳化軟化,然後

不斷抽吸，盡量把它打薄，如此一來，便能擁有很漂亮的上腹曲線。

【下腹】

再來談到下腹。下腹連著側腰，就是常被大家俗稱的「游泳圈」或是「鮪魚肚」的地方。下腹的肚臍周圍也是脂肪累積相當多的地方，它和胃凸一樣，脂肪層非常厚、非常堅固，但和胃凸不同的是，下腹的脂肪層十分凹凸不平，你不妨捏一捏自己的下腹，感覺一下皮是不是比較鬆，比較鬆自然就比較容易凹凸不平。而皮膚一旦鬆弛就容易有皺摺，因此若醫師發現你下腹的皮膚較鬆弛，或者是脂肪層太厚就要比較保守，因為還要避免術後凹凸不平的情況發生。

【小腹】

下腹之後，就是我們女生說的小腹，也就是膀胱或子宮的前方，這個部位也有滿多人有脂肪累積的，若能一併打理好，那整個腹部就都會平坦很多了。

【側面曲線】

接下來，我們要講一下側面的曲線，因為側面曲線也是女生很要求的地方，但你要知道，我們人類的脊椎天然是一個 S 形的曲線，所以本來肚子自然而然就會稍微前傾一點，但並不是說抽完後肚子就是平的，你的肚子還是會有一點點微凸，那是身體自然的前傾曲線。

可能有人會問：「那為什麼我在雜誌或網路上看到很多模特兒肚子都是平的？」其實你想不到的是，他們的肚子之所以看起來那麼平，是因為拍照時，他們多半努力保持著吸氣縮腹狀態，所以看起來才那麼平坦。

【川字線】

不少人問過我：「周醫師，你可不可以幫我刻個六塊肌？」這我通常會婉拒，因為用脂肪雕刻出來的東西，質地上還是柔軟的，如果硬要去模仿成一個硬的東西，會不自然也不像。

不過，雖然做不出腹肌，但中間腹直肌「川字線」是

可以做出來的，我會微微地在中間刻一條線造成凹陷，去模仿腹直肌的那一條線，然後旁邊的馬甲線配上腹直肌的那條線，就成了很多人羨慕的腹肌川字線。

【馬甲線】

「馬甲線」怎麼做呢？我會把腹直肌劃分出來，那腹直肌往中間的腹肌的地方，要讓它稍微留點厚度，然後旁邊盡量打薄，利用厚薄的兩個的差距，形成一個自然的光影現象，就有很自然美麗的馬甲線了。

【人魚線】

「人魚線」介於腹股溝、小腹跟下腹間的位置，人很瘦的話人魚線會非常明顯，因為那裡沒什麼脂肪，我會盡量把那邊的脂肪層打薄，就可以凸顯出人魚線的部分。

肚子是比較進階的體雕項目，若要進行這部分的抽脂體雕，一定要慎選醫師，並與醫師妥善溝通，才能達到理想的美麗健康體型。

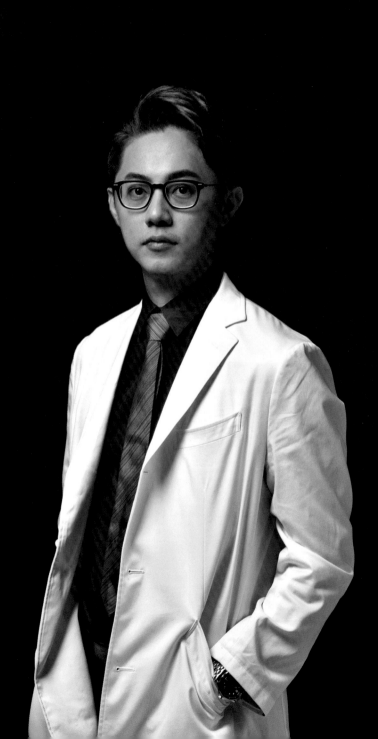

大腿環狀抽脂
美腿養成須知

- ·正常的大腿型態
- ·開洞：抽吸大腿脂肪的小切口

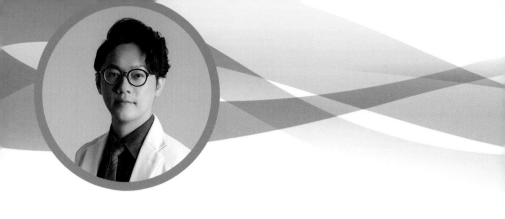

正常的大腿型態

相信不少人都聽過女性朋友抱怨：「我的大腿好粗喔。」以女性的大腿來說，在腿的內側根部有一個小小的弧度，到了中間三分之一的位置時，會有一點點小小的內陷，再往下到膝蓋的位置則會微微地凸起，因此會呈現一個雙 S 的曲線，這才是女性大腿內側應有的正常漂亮型態，外側則是一個很漂亮的拋物線，

那我們大腿抽脂要著重的地方是哪些？常見的地方包括馬鞍、大腿內側肉和膝蓋等處。

馬鞍

馬鞍指的是大腿外側突出的脂肪，東方人的馬鞍問題很嚴重，會把屁股的外側緣往外拉，導致屁股外擴，看起

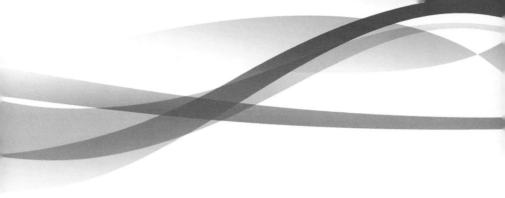

來不那麼美觀，因此馬鞍是很多女性美腿養成的「頭號公敵」。

大腿內側肉

大腿內側肉若太多，會讓兩條大腿間沒有間隙，走路的時候就會互相摩擦，不僅會讓腿看起來比實際短，而且也容易因摩擦而使大腿內側受傷。

臨床上，馬鞍和大腿內側的問題我常常一起處理。在雕琢完和抽脂完之後，我還會看一下大腿的前側，因為女生的大腿前側也是脂肪容易累積的地方，若有過多的脂肪我便會把它打薄，經由馬鞍到大腿的內側，再到大腿的前側，整個療程做完就是完整的 360 度環狀抽脂。

膝蓋

　　膝蓋是一個常被醫師忽略的重點，如果抽大腿時忽略了膝蓋，大腿會因為根部變窄而形成長方形。因此，在抽完大腿根部後，膝蓋周圍也一定要雕琢，唯有把膝蓋周圍變得更細，大腿才能延續著原本由寬變窄的曲線。

　　膝蓋內側肉有一個身體既定的脂肪墊，有些女生就是胖在膝蓋內側，但這個部位卻經常被忽略，所以，在做完大腿抽脂後，一定要請你的醫師幫你把膝蓋內側的肉也一併打理好，這樣你才能創造膝蓋內側的雙 S 曲線。

　　另外就是膝蓋的上蓋肉，當我們站立時，膝蓋的上方其實可以捏出一塊脂肪墊，這一塊也打理好，膝蓋才會露出它原本應有的骨感。

　　完整做完以上步驟，就能擁有一雙漂亮健康的大腿。

　　接著我們來聊聊「開洞」。

開洞：抽吸大腿脂肪的小切口

開洞就是利用幾個小小切口，抽吸大腿的脂肪。我們會在鼠蹊前面及臀下各開一個洞，一腿兩個洞，兩腿就是四個洞。之後藉由不同的手術擺位，配合不同長度和形狀的抽脂管，在最少傷口的狀況下，做好整隻大腿的抽吸。

大家可能不知道，在抽脂時，越長或是形狀越奇怪的抽脂管，醫師要費更大的精力，也更考驗醫師的技術，但是每一個傷口對尋求美麗的民眾來說，都是一個長期的印記，尤其東方人容易色素沉澱，若便宜行事選擇開在膝蓋附近，一旦穿上短褲或短裙，傷口就很容易被看到，因此「藏疤」是很重要的。

關於大腿抽脂有個正確的觀念大家要知道，又細又乾的大腿不是自然健康美，健康的大腿應該要呈現自然漂亮的曲線，因此，脂肪該拿的地方要盡力做到「零疤痕」。有些比較刁鑽的地方，例如膝蓋或是上蓋肉的傷口要藏得非常妥當，讓人無後顧之憂。最後用一台高級機器有效縮短恢復期，就是我「威塑大腿抽脂」的方式。

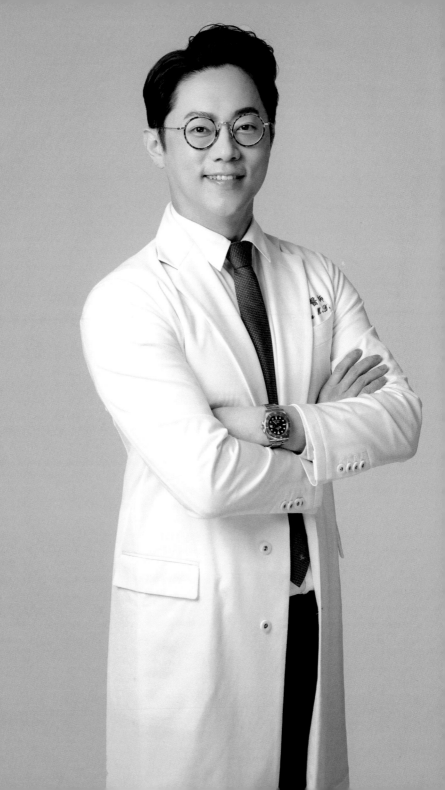

自體脂肪補臉
術前必看建言

- 為何要補臉？

- 自體脂肪補臉介紹

- 抽脂補臉常見 QA

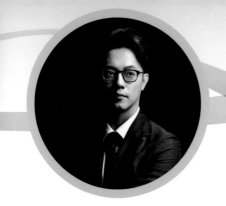

為何要補臉？

　　隨著年紀增加，我們身上都會有一些部分的膠原蛋白跟脂肪墊會漸漸流失，若是在臉上，臉部的筋膜會因為老化而下垂，脂肪墊會被拉長，所以原本飽滿的地方會一直往下掉，誇張點的說法就好比變得跟沙皮狗的皮膚一樣，

　　這些消失的膠原蛋白和被拉長的筋膜都可以利用手術填補回來，補膠原蛋白或脂肪兩者都可以，但我會選擇脂肪，是因為脂肪天然又好取得，就長在各位的肚子或大腿上面，我們只要把脂肪拿出來再把它施打回去，它只要存活下來就可以成為你身體天然的一部分。

　　脂肪是百分之百自然的東西，不用擔心用外來物以後在身體可能產生一些不好的併發症或排斥，一定不會產生任何的排斥併發症，民眾可以相當放心。

自體脂肪補臉介紹

自體脂肪補臉手術的概念非常簡單，其實就是「挖東牆、補西牆」。

過程就是從你身上比較有脂肪的地方，把脂肪抽取出來後做離心純化，之後填補回臉上，那重點就在於每一個人的臉型都不太一樣，每個人膠原蛋白流失的地方、有缺陷的地方、跟在意或喜歡的地方都不同，所以自體脂肪補臉是一個「極度客製化」的手術，我會跟民眾詳細討論，了解你是不滿意自己臉型哪個地方。比方說，有的人額頭很凹有一個海鷗紋，或是蘋果肌流失很多甚至有頰凹，或是覺得下巴太短等，這些都可以提出來討論。我會專業評估是否是真的需要填補以及可行性高低。

有的民眾可能會開始擔心，「抽脂感覺可怕啊，要穿塑身衣啊和可能留疤」，事實上不是的，因為整張臉它可能需要的脂肪，大概介於 60cc 到 80cc 中間，老實說連

一瓶養樂多的量都不到，相當少，這些脂肪只要擺對位置，就可以讓你的臉變得飽滿。所以對於被抽取脂肪的身體區域破壞很小，恢復期也很短，更不必穿塑身衣，不會有過多的疼痛，或許就是一、兩天的悶悶痛痛的感覺而已。傷口會藏在一些夾縫中或者是肚臍裡面，所以基本上都不會留下疤痕，而且由於打入的脂肪不多，鈣化或硬塊結節的風險也很少發生。

抽取脂肪我個人習慣用脂肪槍，之後慢慢回填到你想要回填的地方去。除了顴骨上，其他我們都會開在髮際線、太陽穴、耳朵前面，甚至嘴巴邊邊，這些不容易發現的地方，所以傷口會不明顯。

我也會幫你把這些傷口縫合起來，或是貼人工皮，康復後臉上是不會有疤痕的，算是個「無痕手術」。

至於有人會擔心，把這些脂肪打進去了，它是不是會產生一些不好的後遺症？這一點到目前為止，以我的方式進行的話，是非常少發生的，因為其實打進去的脂肪量不多，而且打得很分散，以比較粗淺的例子來比喻，就好像

天然的雪花牛肉，它油脂是均勻分散在肌肉和筋膜層中間般。我們打進去的脂肪也是一樣的，它是平均的分散在肌肉和筋膜層之中，並不會集結成塊產生硬化或結節。只要是有經驗、有一定施打技術的醫師，就不太會有這樣的情況發生。

恢復期來說，每一個手術都有它相對應的恢復期，補脂後臉是不會疼痛的，頂多會有一點脹脹熱熱的感覺。補脂最讓人害怕的就是會讓你的臉腫。在這裡我要講一下，為什麼大家會說臉腫得像豬頭一樣？事實上你要知道，你的臉其實已經缺東西了，我們這次是補東西進去，但脂肪有一個「存活率」的關鍵，存活率是什麼？各位可以想像成移植盆栽，假如你從舊家到新家，你要搬一盆盆栽移植過去，那你在移植盆栽的當中，一定會有一些盆栽因為水土不服或者是其他的因素就耗損掉了，臉上的脂肪移植也是一樣的，雖然它比較少，但是過去還是有存活率的因素存在。

脂肪移植的存活率差不多都是六、七成，在這個前提

之下，醫師幫你打入的量就必須多一點，大約是 1.2 或 1.3 倍的量，這樣消下來以後才會比較貼近跟醫師討論之後的結果，因此剛做好時可能會超過你原本的想像，你就會覺得臉好腫，不過這些水腫依照個人的體質會在兩到三週後消退，設計的臉型就會慢慢顯露出來。

脂肪移植有一個非常重要的觀念，就是「脂肪打進去很簡單，拿出來很困難」，所以各位一定不要太急躁貪心跟醫師說：「醫師你幫我打得越飽滿越好，把我打成塑膠臉也沒關係！」

脂肪移植必須先做到一個定位，如果覺得哪個地方有缺陷就再做另行的填補，所以整個大原則是：我們會先幫你把整個臉的底子打好，然後把凹陷的地方都填補起來。

由於每一個地方的吸收率跟存活率不一樣，假使在穩定後，發現某個部位還有一點美中不足，屆時，再請醫師幫你做第二次填補，這樣會有比較好的結果。千萬不要以為一次就到非常飽滿才是好的，萬一最後的結果不如你預期，想要請醫師拿出來或重新弄那就已經來不及了，因為

整個脂肪細胞都在裡面長得很好，而且也都混雜在你的組

織當中，你要把它一點一滴地拿出來是不可能的事情。

抽脂補臉常見 QA

關於自體脂肪移植臉部的幾個最常見的問題，我一一列舉出來讓大家知道。

Q1：填充完脂肪會位移嗎？

相信大家一定很關心，在填充之後，臉的這些脂肪細胞會不會位移？會不會下垂？

我要跟大家先講結論，就是「不會」。為什麼它不會位移呢？因為我們填進去的是「脂肪細胞」，脂肪細胞是一顆一顆小小的細胞，我們不是填水或者是油進去，所以它不是液體，它不會流動。我們的肉其實是扎實的，當你往裡面注射一個團塊的時候，它其實是被穩當安放在那個地方，而且當我們注射進去的這些脂肪細胞存活了以後，它旁邊會有一些結締組織或纖維組織的包裹，血管會長過去，會把它穩穩當當地固定在那個地方，是不會隨便位移的。

那你問我：「為什麼有些人做完的時候，看起來還是

明顯地位移或者是下垂？」那你就要注意幾個問題：

1. 是不是在沒有矯正臉部下垂的情況下，就去做這些自體脂肪的填充或移植？你原本下垂的問題就還是會存在，而且有的時候還會再加重。

2. 我們注射的是不是太飽滿了？飽滿到它已經有體積和重量，便會不斷地往下拉，這也是一種狀況。

3. 最後其實跟醫師注射進去的層次有關。有些地方，例如說法令、蘋果肌，如果你注射的太表淺，它事實上真的會隨著這個重力壓出一些摺痕出來，你會覺得蘋果肌過大，法令就會顯得比較明顯。

如果沒有這些情況，而且沒有一些外力的干擾或者是表情肌的壓縮的話，基本上不會位移跟下垂的。

Q2：需要做幾次？

如果你不是非常要求非常飽滿，飽滿到不行的臉龐，例如說韓式的行頭，或者是很飽滿的蘋果肌到誇張的部分，以台灣人的輪廓來說，通常都做一次就滿意了。那再

加上在注射時都會多打一點點脂肪進去，消下來後便是剛剛好的狀態。這樣結果，通常九成多的民眾都會很滿意，僅有約百分之五的人會需要做第二次填充，這是因為有的時候有些地方它消得比較快，例如我們的法令，因為要講話它就消得比較快，在這些消得比較快的局部地方有可能再做第二次的填充而已。

Q3：能夠改善輪廓嗎？

做自體脂肪補臉的目的，除了填補太過消瘦的部位外，最主要是要能「矯正臉形」，哪邊有骨頭後縮、膠原蛋白或脂肪細胞流失，我們就會補在那邊，目的就是幫你打造成一個「倒立雞蛋形」的美麗臉型，所謂倒立雞蛋形就是額頭跟太陽穴是飽滿的，然後臉頰曲線是順的，一直到下巴稍微有點尖的，這樣的臉形很自然好看。

Q4：可以治療黑眼圈嗎？

黑眼圈的部分，單單憑自體脂肪可以治療到什麼程度呢？我們要先了解到黑眼圈一般來說大概分成三種，第一種先天的，你的眼周會有一些些色素；第二種是有關於血管型的，由於眼周的血液循環跟鼻子息息相關，過敏的人當中若鼻子的循環很差，黑眼圈就會出現；最後一種就是結構型的，這就跟你的眼袋和淚溝的凹陷有關。

但我們不要分得這麼細，我們就分成「先天」跟「後天」來說就好了。先天的就泛指你有色素或者是血管有問題，後天的就代表結構的。你產生的淚溝、眼袋，自體脂肪可以移植到淚溝，移植到蘋果肌，就可以矯正結構型的黑眼圈，以這個方式來治療，黑眼圈幾乎可以消失大半，剩下的這種其實都是色差為主，這種色差可以用化妝去把它蓋掉，因此自體脂肪是可以矯正黑眼圈的。

Q5：不滿意可以拿出來嗎？

我們在前面章節的ＱＡ有提過，如果補太多，是沒有辦法拿出來的。

因此，你必須跟你的醫師討論好，哪些地方需要補充，哪些地方不需要補充，而且在第一次的時候就先做好全盤的計畫，依序地填進去，切記在填的時候不可以填太多，不可以太貪心，不可以太飽滿。我們就是慢慢來，填一次有一次的效果，如果覺得不夠，再花個半小時、一個小時的時間，再做二次的填補，慢慢地、慢慢地把自己的臉龐，打造成自己理想中的樣子。

有些人可能會問：「可是醫師，我就真的不滿意啊，不然，幫我打消脂針總可以吧？」

答案還是不行的。消脂針是針對局部脂肪，例如說我雙下巴，這一塊其實都是脂肪，消脂針可以擴散過去，然後把這些脂肪消掉，但我們剛講的其實是散射的脂肪顆粒，你的消脂針擴散進去之後，能接觸到的面積太小了，所以消脂針其實對於補太多的地方也是沒有太大效果的。

關於自體脂肪移植臉部，最常見的 QA 大概就是以上這些，希望讓大家能有更多的了解。

各項證書

整專醫字第 000721 號

整形外科專科醫師證書

周　杰

經本部甄審合格為整形外科專科醫師依據醫師法規
定給予證書以資證明

衛生福利部部長　陳時中

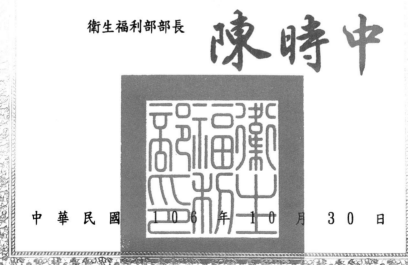

中　華　民　國　１０６　年　１０　月　３０　日

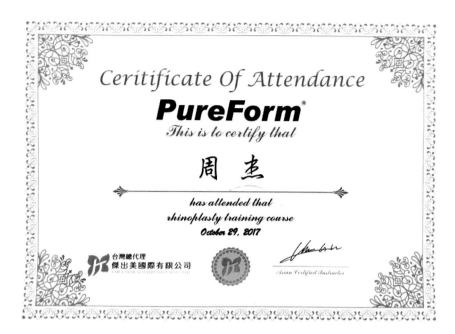

Ceritificate Of Attendance

PureForm®

This is to certify that

周 杰

*has attended that
rhinoplasty training course*
October 29, 2017

台灣總代理
傑出美國際有限公司

Asian Certified Instructor

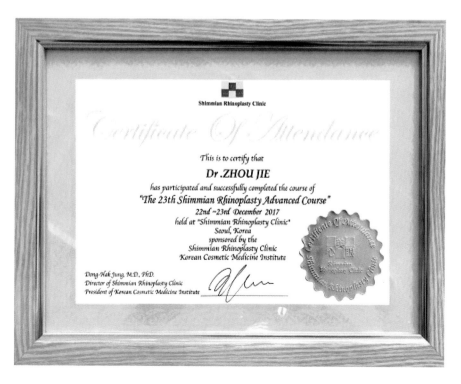

Shimmian Rhinoplasty Clinic

Certificate Of Attendance

This is to certify that

Dr .ZHOU JIE

has participated and successfully completed the course of

"The 23th Shimmian Rhinoplasty Advanced Course"

22nd ~23rd December 2017
held at "Shimmian Rhinoplasty Clinic"
Seoul, Korea
sponsored by the
Shimmian Rhinoplasty Clinic
Korean Cosmetic Medicine Institute

Dong-Hak Jung, M.D., PhD.
Director of Shimmian Rhinoplasty Clinic
President of Korean Cosmetic Medicine Institute

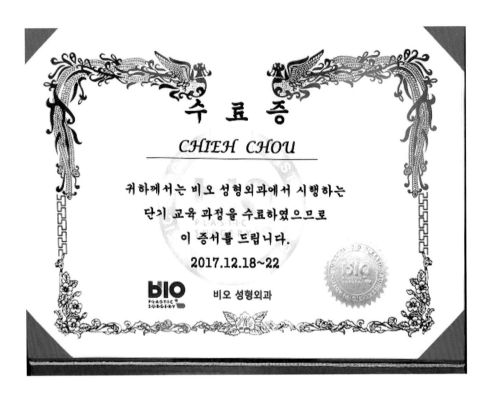

수 료 증

CHIEH CHOU

귀하께서는 비오 성형외과에서 시행하는
단기 교육 과정을 수료하였으므로
이 증서를 드립니다.

2017.12.18~22

 비오 성형외과

Supported by

 IPRAS

Certificate of Attendance

This is to certify that _____ **CHIEH CHOU** _____ has participated in the

1st Congress of the International Society of Plastic Regenerative Surgery ISPRES

held in Rome, Italy, from March 9th to 11th, 2012

 15 European CME credits (ECMEC) are granted to the
1st ISPRES Congress by the European Accreditation Council
for Continuing Medical Education (EACCME)

Gino Rigotti
President of ISPRES

Marita Eisenmann - Klein
President of IPRAS

Certificate of Attendance

This is to certify that

ZHOU JIE

has participated and successfully attended the course of

"The 21st International Rhinoplasty Workshop"

February 24-25, 2018
held at Yonsei University, Seoul, Korea
Organized by
Department of Otorhinolaryngology, Yonsei University College of Medicine &
Department of Otorhinolaryngology, Inha University College of Medicine &
Shimmian Rhinoplasty Clinic.

Chang-Hoon Kim, M.D., Ph.D.
Professor, Department of Otorhinolaryngology
Director, The Airway Mucus Institute
Yonsei University College of Medicine Seoul, Korea

Tae-Young Jang, M.D., Ph.D.
Chairman, Aerospace Medical Association of Korea
Professor, Dept. of Otorhinolaryngology
Inha University, Korea

Dong-Hak Jung, M.D., Ph.D.
Chairman Asian Society of Asian Cosmetic Surgery
Director, Shimmian Rhinoplasty Clinic

杰 出 的 醫 手
整外周杰醫師的美力大發

出版作者：周杰

出版經銷：白象文化事業有限公司

FB 粉專：整外周杰醫師的美力大發

https://www.facebook.com/BeautyDaebak/

插圖：米八芭（FB：白袍藥師米八芭）

校對：洪大、林組明

印刷：先施印通股份有限公司

感謝協助：徐晏祥、低調的帥哥

買書：白象文化經銷部

電話：04-22208589

地址：台中市東區和平街 228 巷 44 號

出版：2023 年 2 月

定價：新台幣 400 元

ISBN：978-626-01-0671-3

國家圖書館出版品預行編目（CIP）

杰出的醫手：整外周杰醫師的美力大發 / 周杰作
桃園市：周杰出版；臺中市：白象文化事業有限公司經銷
民 111.12　面；公分
ISBN 978-626-01-0671-3(平裝)
1.CST: 美容手術 2.CST: 整型外科
416.48　111017310